AF371246

TRAITÉ

DE LA

SYPHILIS ARTICULAIRE

DU MÊME AUTEUR

Fibrome utérin calcifié sous-péritonéal sans pédicule. Société anatomique, n° 4, avril 1900, p. 418.

A propos d'un cas de fibrome calcifié de l'utérus. Gazette des Hôpitaux, n° 60, mai 1900.

EN COLLABORATION AVEC M. LE Dr HALLOPEAU, PROFESSEUR AGRÉGÉ,
MÉDECIN DE L'HOPITAL SAINT-LOUIS.

Sur différentes formes de poussées lépreuses. Annales de dermatologie et de syphiligraphie. Mars 1901, p. 262.

Lichen de Wilson avec localisation péripilaire. Annales de Derm. et de syph. Avril 19 1. p. 370.

Sur 3 cas de poussées tuberculeuses ganglionnaires et cutanées survenues peu de temps après une infection syphilitique. Annales de Derm. et de Syph. Avril 1901, p. 372.

Ulcère de jambe dû a la piqûre d'une épine de bougrane. Annales de Derm. et de Syph. Mai 1901, p. 466.

Sur un nouveau cas de persistance d'ulcérations syphilitiques plantaires malgré un traitement énergique intus en extra. Annales de Derm et de Syph. Mai 1901. p. 468.

Sur une forme nécrotique, bulleuse et végétante d'éruption iodique. Annales de Derm. et de Syph. Juin 1901, p. 541.

Sur un cas de syphilis mutilante du visage avec localisation oculaire. Annales de Derm. et de Syph. Juin 1903, p. 1153.

Sur un nouveau cas de nœvi fibromateux. (Maladie de Recklinghaüsen. Annales de derm. et de syph. Juin, 1901, p. 550.

Actions des jarretières et d'une manière générale des compressions persistantes sur l'ichtyose Localisation symétrique de cette dermatose. Annales de dermart. et de syph. juillet 1901, p. 673.

Résultats comparatifs du traitement des lupus par la photothérapie et par le permanganate de potasse. Ann. de derm. et de syph. Novembre 1901. p. 955.

Sur un cas de mycosis fongoïde avec lésions impétiginiformes et lymphangite secondaire. Annales de derm. et de syph., décembre 1901, p. 1901.

Sur une variété d'onichomycose: Annales de Derm. et de Syph. janvier 1902. p. 47.

Sur un nouveau cas d'amélioration considérable d'un lupus invétéré du membre inférieur droit sous l'influence d'un traitement topique par la solution du permanganate de potasse suivant un nouveau mcde. Annales de Derm. et de Syph. Janvier 1902, p. 50.

TRAITÉ

DE LA

SYPHILIS ARTICULAIRE

PAR

CHARLES FOUQUET

Docteur en médecine
Ancien interne des Hôpitaux de Paris
et de l'Hôpital St-Louis

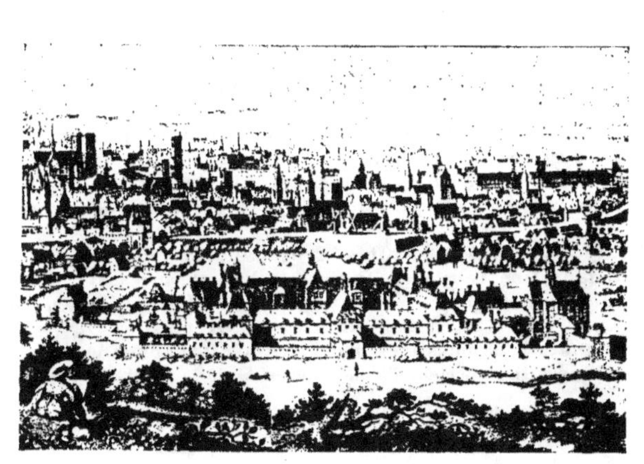

L'Hospital Saint-Louis en 1620

PARIS

G. JACQUES, ÉDITEUR

14, RUE HAUTEFEUILLE, 14

1905

Sur un nouveau cas de maladie de Darier. (Deborrhéide végétante). Annales de Derm. et de Syph. Mars 1902, p. 228.

Sur une malformation crânienne. Annales de Derm et de Syph. Mars 1902, p. 230.

Sur un cas de staphylococcie blanche folliculaire ascendante de nature peut-être psoriasique. Annales de Derm. et de Syphil Avril 190', p. 339. Congrès de Toulouse.

Lichen plan localisé à la lèvre inférieure. Annales de Derm. et de Syph. Mai 1902, p. 500.

Sur un nouveau cas d'onychomycose. Annales de Derm. et de syph. Mai 1902, p. 502.

EN COLLABORATION AVEC M. LE DOCTEUR BALZER, MÉDECIN DE L'HÔPITAL SAINT-LOUIS

Sphacèle de l'extrémité du nez dans un cas de syphilis tertiaire, accompagné de la maladie de Raynaud. Annales de Derm. et de Syph. Août 190', p. 683.

Milium confluent rétro auriculaire bilatéral. Annales de Derm et de Syph. Décembre 1903. p. 963.

Nodosités fibreuses consécutives à des injections sous cutanées d'huile eucalyptolee et iodoformée. Annales de Derm et de Syph. Janvier 1904, p. 69.

Pempbygus hystérique. Bulletin de la Société médicale des hôpitaux. 27 novembre 1903, p 1339

Erythrodermie exfoliante due à l'absorption de pilules de protoiodure de mercure. Recherche du mercure dans les squames. Annales de Derm. et de Syph. Février 1904, p. 165.

Dermatite bulleuse congénitale à kystes épidermiques. Annales de Derm. et de Syph. 1904, p.250.

Asphyxie locale des extrémités avec gangrène des phalangettes et scléro dactylie. Annales de Derm. et de Syph. 1904, p. 251.

Creeping disease (Larva migrans) (en collaboration avec M. le docteur Brodier. Annales de Derm. et de Syph. Janvier 1904, p. 82.

Les pigmentations cutanées d'origine génitale chez la femme. En collaboration avec M. le docteur Dalché, médecin de la Pitié). La gynécologie. 15 février 1903.

Des essais de bactériologie et de sérothérapie dans la syphilis. Revue générale. Gazette des Hôpitaux. n° 117. 1903. p. 1153.

TRAITÉ

DE LA

SYPHILIS ARTICULAIRE

AVANT-PROPOS

Depuis le mémoire de Richet paru en 1853, dans lequel pour la première fois, l'auteur cherche à décrire les désordres articulaires dus à la syphilis, ce sujet a suscité un assez grand nombre de travaux. Les premiers en date, ceux qui suivirent le mémoire de Richet refusant tout caractère spécifique et particulier aux troubles articulaires observés dans la syphilis, les rapportent soit au rhumatisme articulaire, soit à la tuberculose.

Dans une deuxième période, les cas d'arthropathies survenant au cours de la syphilis et cédant par le traitement spécifique étant venus à se multiplier, la notion que la syphilis pouvait frapper les articulations et y déterminer des troubles dont l'origine syphilitique était indéniable s'établit d'une façon définitive et est acceptée par tous ou presque tous. La question est étudiée de plus près, plusieurs formes sont décrites les unes à côté des autres, montrant que la question négligée autrefois était plus importante qu'on ne le pensait.

Enfin dans une troisième période, à côté des arthropathies observées au cours de la syphilis acquise, et parallèlement avec les progrès que subit l'étude des troubles héréditaires de la syphilis, on publie des cas d'arthropathies observés dans la syphilis héréditaire; on en distingue plusieurs formes.

Ayant eu l'occasion d'observer un cas d'arthropathie pour lequel le traitement spécifique est venu nettement confirmer l'origine syphilitique, il nous a paru intéressant de reprendre l'étude des diverses manifestations articulaires de la syphilis, encouragée par ce fait que la question avait tenté autrefois des auteurs de grande autorité et qu'aucun travail d'ensemble n'avait paru depuis quelques années.

Qu'il nous soit permis à la fin de cet avant-propos d'adresser nos sentiments reconnaissants à M. le professeur agrégé Hallopeau, médecin de l'hôpital Saint-Louis, avec qui nous avons passé notre première année d'internat, qui nous a fait largement profiter de sa grande expérience des maladies de la peau et qui a fait naître en nous le goût de la dermatologie.

Nous prions M. le docteur Dalché, médecin de la Pitié, dont nous avons été l'externe, puis l'interne de bien vouloir accepter le témoignage de notre vive reconnaissance. Nous avons appris auprès de lui la logique et la méthode dans l'examen des malades, qualités sans lesquelles il ne saurait exister de vraie clinique. Il a su aussi nous enseigner les qualités morales, l'honnêteté professionnelle, que le médecin doit posséder s'il veut être vraiment digne de la profession qu'il exerce.

Que M. le docteur Balzer, médecin de l'hôpital Saint-Louis, dont nous avons eu le bonheur d'être l'interne en troisième année reçoive l'expression de notre gratitude, pour tout ce qu'il nous a appris, pour la sollicitude qu'il nous a témoigné et nous témoigne encore depuis que nous avons quitté son service.

A M. le professeur agrégé Pierre Delbet, chirurgien de l'hôpital Laënnec, nous adressons l'expression de notre sincère reconnaissance pour la sympathie qu'il n'a cessé de nous témoigner et pour les grands services qu'il nous a rendus sans compter.

Enfin nous remercions tout particulièrement M. le professeur Gaucher, qui a bien voulu nous faire le grand honneur d'accepter la présidence de notre thèse. Si nous n'avons pas eu le bonheur d'être son interne, nous avons été à même de suivre son enseignement pendant notre séjour à l'hôpital Saint-Louis et nous lui sommes redevable de beaucoup de ce que nous savons.

Nous n'oublierons pas ceux d'entre nos maîtres auprès desquels nous n'avons fait qu'un court séjour. M le professeur agrégé Walther, M. le docteur Demoulin, M. le docteur Gastou, M. le docteur Brodier, M. le docteur Edmond Fournier, M. le docteur Dominici.

HISTORIQUE

Si le mémoire de Richet (1853) est le premier travail d'ensemble qui ait été écrit sur la syphilis articulaire, la remarque que la syphilis peut déterminer de la douleur et du gonflement des articulations est de date très ancienne, et depuis fort longtemps, les chroniqueurs et les médecins ont noté ces manifestations particulières de la syphilis.

Pierre Marty (1488), dans une lettre adressée à Arias Barbosa, lui dit : « Tu m'écris que tu es affecté d'une maladie particulière appelée bubas par les Espagnols, galico par les Italiens, éléphantiase par quelques médecins et de diverses manières par d'autres. Tu dépeins avec une incomparable élégance ton malheur, tes pertes, la gêne de tes jointures, la faiblesse de tes ligaments, les douleurs atroces de tes articulations, tes ulcères, la fétidité de ton haleine, je te plains, cher Arias ». Villabos (1498), dans un de ses poèmes, décrit ainsi la syphilis : « Une petite plaie au membre viril de mauvais aspect, à bords indurés, indolente, maux de tête, visage livide, pesanteur des épaules, insomnie, inertie des membres, fatigue générale, nonchalance et troubles de la vision ; après l'invasion des pustules, douleurs articulaires multiples ». Fracastor (1546) fait la description de l'épidémie qui sévit en Italie au XVe siècle, au moment de l'occupation par les soldats de Charles VIII et insiste sur les douleurs osseuses et articulaires. Ambroise Paré (1561) dit : « Les malades avaient aussi des douleurs aux jointures, teste, épaules et autres parties, avec une lassitude des bras et des jambes de façon que les malades disent qu'il leur semble avoir été battus de bastons, ne pouvant porter leurs mains sur leur teste, sinon avec grande difficulté ». Della Croce (1583) parle aussi de ces douleurs localisées et dit qu'elles tourmentaient tantôt la tête tout entière, tantôt un côté seulement, tantôt les articulations et cela de deux façons, soit avec tuméfaction, soit sans lésion apparente. Philippe Beroald (1599) raconte qu'au siège de Naples, la plupart des soldats étaient affectés d'une maladie « la grosse vérole » caractérisée par des taches saillantes et énormes, par des pustules qui donnent à la face et au corps un aspect hideux, déterminant quelquefois de la gêne et de vives douleurs aux articulations. Ozanam en relatant l'épidémie de Braun (1578), Vidal de Cassis, Bayr, Van Swediaur, notent aussi les manifestations articulaires d'origine syphilitique. Diderot cite un passage de Levinus Lemnius (1574) qui nous intéresse : « Semper tamen vestigia inhærescunt, veterisque morbi reliquiæ reliquuntur, quæ si in pulmonem decumbunt, raucos illos esse, atque anhelosos perpicis, si in articulos, podagræ ac chiragræ et quæ subinde recurrit ischiatico dolore obnoxios. Sic omnes ficosi articulari morbo laborant ».

Dans l'épidémie de Chevanne-Lure (1829), Flamand parle des douleurs articulaires que ressentaient certains malades. La nommée Goudet eut de ces douleurs qui commencèrent par les membres inférieurs et envahirent successivement les côtés, les épaules, les poignets et durèrent cinq mois.

Chomel (1837) fait remarquer que la syphilis peut attaquer les extrémités comme le corps des os longs. Il admet une arthropathie syphilitique et cherche à en établir le diagnostic différentiel. Pour lui l'arthropathie syphilitique se distingue du rhumatisme chronique par la limitation du travail morbide à un point quelconque de l'articulation, par la conservation des mouvements et leur exécution sans douleur appréciable.

Peu à peu les idées se précisent; dans son *Traité de syphilis*, Hunter (1840) cite un passage de Babington : « Il se présente, dit ce dernier, de temps en temps des cas où l'inflammation de la synoviale des articulations coïncide avec les symptômes secondaires non douteux de la syphilis. Augmentant de force pendant la période d'accroissement de ces symptômes, elle se dissipe bientôt dès que l'affection cutanée ou de la gorge est combattue par les vireux. Dans ces cas l'inflammation de la synoviale est aiguë et accompagnée par de la douleur, de la tension, de la rougeur superficielle cutanée, qui suffisent pour la faire distinguer de la forme latente et asthénique de la même affection qu'on trouve dans la cachexie générale ».

Ricord, Follin ont surtout en vue les arthropathies tertiaires, Bassereau, Vidal en disent quelques mots.

Nous arrivons ainsi à une époque mémorable de l'histoire de la syphilis, où Bassereau, entraînant à sa suite son maître Ricord, montre en 1852 qu'il existe deux chancres d'origine, de nature et de conséquences bien différentes. Les polémiques acharnées qui eurent lieu à cette époque entre Ricord, ses élèves Bassereau et Cullerier, et Auzias-Turenne, Sperino (de Turin), Hagen (de Strasbourg), Bœck (de Christiana) et auxquelles tout le monde médical s'intéressa, portèrent un grand nombre de médecins à observer de plus près les syphilitiques. Le résultat fut que la syphilis, mieux étudiée, commença à être mieux connue dans ses différentes manifestations.

C'est de cette époque que date le premier mémoire important, celui de Richet sur les tumeurs blanches. « J'ai la conviction, y est-il écrit, que bon nombre des hydarthroses chroniques, rebelles à toute espèce de traitement, ne sont pas autre chose que des synovites syphilitiques ». A côté de la tumeur blanche scrofuleuse, Richet pense qu'il y a place pour une tumeur blanche syphilitique. Il en décrit deux formes : l'une qui attaque la synoviale, c'est la synovite syphilitique, accident secondaire tardif ; l'autre qui attaque d'abord les extrémités osseuses et se propage ensuite à l'articulation, c'est l'ostéo-synovite, accident franchement tertiaire. Il publie dans son mémoire six observations, trois de chaque forme. Des trois observations d'ostéo-synovite deux sont personnelles à Richet, l'autre est due à Astrié, alors interne à l'hôpital du Midi.

Ces idées nouvelles ne sont pas admises sans conteste.

Ricord n'admet pas la tumeur blanche syphilitique. Il dit même qu'il n'a jamais vu la syphilis constitutionnelle attaquer les articulations. Il admet cependant que la syphilis puisse modifier dans une certaine mesure les caractères d'une tumeur blanche scrofuleuse : « Il s'est bien présenté à mon observa- » tion quelques cas de tumeur blanche dont la syphilis semblait » avoir influencé la marche. Je n'en ai jamais rencontré dans » lesquelles le virus syphilitique ait déterminé d'une manière » directe l'affection articulaire. Cette diathèse ayant porté plus » spécialement son action sur le tissu compact et presque ja- » mais sur le tissu spongieux, et comme les extrémités articu- » laires sont presque exclusivement constituées par ce dernier » élément, il n'est pas étonnant que l'on n'y rencontre presque » jamais l'ostéite syphilitique ; mais si des individus scrofuleux » viennent à contracter la syphilis, il peut résulter du mélange » de ces deux diathèses un état mixte qui participe de l'un et de » l'autre, mais qui n'est ni l'un ni l'autre exclusivement, dont » l'influence se fait sentir sur toutes les maladies qui se déve- » loppent, lesquelles prennent alors une marche et des symptô- » mes spéciaux. Si chez ces individus, par exemple, une tumeur » blanche vient à apparaître, elle présente des caractères mixtes » de vérole et de scrofule, contre lesquels réussiront à merveille » des iodures de mercure ».

Panas s'élève aussi contre les idées de Richet. Dans l'article « articulations » du *Dictionnaire de Médecine et de Chirurgie pratique*, il critique vivement les observations du mémoire de Richet. Pour lui, les trois observations de synovites syphiliti- ques sont de simples observations d'hydarthrose chronique. Quant aux trois observations d'ostéo-synovite syphilitique, il est ébranlé par l'action vraiment rapide du traitement spéci- fique, par quelques faits semblables dus à Grisolle, Follin, Verneuil, et il admet à la rigueur la nature syphilitique de deux d'entre les observations de Richet.

En 1863, Lancereaux, dans un mémoire communiqué à la Société de Chirurgie, publie quelques observations d'arthropathies syphilitiques, ainsi que dans la Gazette des hôpitaux.

Le professeur Verneuil rappelle l'attention sur les manifestations syphilitiques des articulations et des bourses séreuses en 1868. Gerin-Roze (1869), Ch. Roch, dans sa thèse (1869), font de même.

En 1873, Lancereaux publie un second mémoire sur les arthropathies syphilitiques. Le professeur Fournier, dans ses leçons cliniques, fait l'étude des affections qui intéressent les articulations à la période secondaire. Les unes sont de simples douleurs (arthralgies), les autres sont des fluxions subaiguës des jointures avec ou sans épanchement articulaire (arthrite subaiguë, hydarthrose). Il crée le nom de *pseudo-rhumatisme syphilitique* pour désigner cette dernière forme.

Son élève Vaffier, dans sa thèse (1875), rapporte six observations de rhumatisme syphilitique, prises à bord de la corvette de l'Etat « la Belliqueuse », pendant qu'il naviguait dans les mers de Chine et du Japon où cette forme serait surtout fréquente.

La même année, Dauzats étudie l'arthrite syphilitique. J. Voisin, dans sa thèse (1875), divise les arthropathies en primaires, secondaires et tertiaires. Celles de la première période sont de simples douleurs ; celles de la deuxième sont ou des arthralgies ou des hydarthroses ; celles de la troisième période sont de véritables arthrites, avec lésions profondes.

En 1877, Plateau publie une thèse sur les épanchements articulaires dans la syphilis ; en 1878, Bouilly, dans sa thèse d'agrégation, établit les caractères qui permettent de différencier les arthropathies rhumatismales, scrofuleuses et syphilitiques.

En 1879, Gaucher attire le premier l'attention sur les lésions des épiphyses dans les arthropathies tertiaires ; il montre que la lésion osseuse est tout et que la cause de ces affections syphilitiques doit être attribuée à une épyphisite simple ou gommeuse, suivant les cas.

En 1880, paraît la thèse de Dureuil sur l'étude des pseudo-tumeurs blanches syphilitiques et, en 1882, Méricamp ayant

eu la bonne fortune d'observer un cas d'arthropathie syphilitique et d'en faire l'autopsie (la seconde en France), fait un
travail très documenté de la question.

A l'étranger, on s'occupe aussi des manifestations articulaires syphilitiques ; en Allemagne, Knaak (1879), Koch (1879),
Giess (1881), Maussurow (1881), Mracek (1882), Max Schuller
1882), Falkson (1883), Landerer (1884), Virchow (1884), Tillmann, Zesas (1886), Middeldorpf (1886) : en Angleterre,
Dreschfeld (1881), Clutton (1886) Hutchinson (1888), Fowler
(1888) publient des cas d'arthropathies syphilitiques.

En France, paraît la thèse de Defontaine qui reste un des
bons travaux qui aient été faits sur ce sujet. Gangolphe (1885)
étudie la question au point de vue anatomo-pathologique.

Le professeur Fournier, en 1887, reparle du pseudo-rhumatisme syphilitique de la période secondaire. Puis Danjou. Mani-
no, Rolland, étudient les manifestations articulaires de la
syphilis héréditaire.

En 1890, Mauriac, dans son traité de la syphilis, décrit les
diverses formes de la syphilis articulaire. Rommiano en parle
au Congrès de dermatologie de Vienne (1892). Les professeurs Duplay, Kirmisson consacrent à ce sujet important quelques-unes de leurs cliniques. Depuis, de nombreux cas de
syphilis articulaires ont été publiés ; Morestin en fait une
revue générale dans les *Archives générales de Médecine* (1901).
Percy Paton en fait un bonne étude (1903). Métayer, en 1904,
publie sa thèse sur les manifestations articulaires de la syphilis héréditaire tardive.

DÉFINITION. — CLASSIFICATION

Notre but dans ce travail est d'étudier aussi complètement qu'il nous sera possible les troubles articulaires que peut déterminer la syphilis dans sa longue évolution.

Quel nom doit-on donner aux désordres causés par la syphilis dans les articulations ? Les uns avec Richet les appellent *synovites, ostéo-synovites*, d'autres avec Lancereaux leur donnent le nom *d'arthrites*, *d'ostéo-arthrites* ; d'autres encore avec Méricamp, cherchant un terme plus général, les dénomment *arthropathies, ostéo-arthropathies*. C'est sous ce dernier nom *d'arthropathie* que nous désignerons les troubles articulaires de la syphilis. Ce terme très général a l'avantage de ne pas présumer des lésions anatomo-pathologiques de l'affection, lésions que nous aurons l'occasion d'étudier chemin faisant.

Quelle définition donnerons-nous donc à ces arthropathies. Nous adopterons celle de Defontaine, parce que c'est celle qui à notre avis a le sens le plus large. Avec lui, nous définirons les arthropathies syphilitiques : *Tous les accidents dus à l'empoisonnement syphilitique portant sur ce qui constitue une articulation à savoir, les extrémités osseuses, les cartilages, la synoviale et les ligaments.*

Suivant que l'action du virus syphilitique aura été légère ou puissante, suivant qu'il aura « séché » simplement l'articulation ou qu'il l'aura profondément «mordue», suivant aussi que telle partie de l'articulation aura été particulièrement touchée, nous aurons des tableaux cliniques différents, des formes variées de ces arthropathies.

Suivant ici l'usage, et tout en faisant remarquer que ces divisions conventionnelles n'ont de raison d'être que de faciliter la description, nous envisagerons les arthropathies de la période secondaire, puis les arthropathies de la période tertiaire.

Dans la période secondaire nous distinguerons.

    L'arthralgie.
    La synovite subaiguë.
    La synovite chronique ou hydarthrose secondaire.

Dans la période tertiaire.

    L'ostéo-chondro-arthropathie ou pseudo-tumeur blanche syphilitique.
    L'infiltration gommeuse périsynoviale ou périsynovite gommeuse.

Nous terminerons par l'étude des arthropathies au cours de la syphilis héréditaire.

De ces différentes formes d'arthropathies les observations sont nombreuses. Nous ne reproduirons ici que celles qui nous paraîtront les plus démonstratives (1).

---

(1) On trouvera à la fin de ce travail une table bibliographique des auteurs et de leurs travaux, dressée par ordre alphabétique et à laquelle nous prions le lecteur de bien vouloir se reporter.

PREMIÈRE PARTIE

SYPHILIS ACQUISE

A. — PÉRIODE SECONDAIRE

CHAPITRE PREMIER

ARTHRALGIES

De toutes les manifestations articulaires que le médecin ait l'occasion d'observer au cours de la syphilis, les arthralgies sont de beaucoup les plus précoces. Comme leur nom l'indique, les arthralgies syphilitiques sont des douleurs articulaires, des « courbatures syphilitiques ». (Melchior Robert).

Apparition. — Les arthralgies syphilitiques s'observent au début de l'infection syphilitique. Le plus souvent, elles précèdent de peu de temps l'éclosion des accidents dits secondaires, et en particulier la roséole, mais il faut bien savoir qu'elles peuvent précéder même le chancre et faire partie du cortège des symptômes encore vagues qui accompagnent dans certains cas la période d'incubation.

C'est là un phénomène analogue, du reste, à ce qui se produit dans la plupart des fièvres infectieuses éruptives, où l'imprégnation de l'organisme par l'agent pathogène donne lieu à quelques troubles généraux que vient ensuite expliquer l'exanthème.

Ici, ces malaises vagues qui permettent tout au plus au malade de dire qu'il ne se sent pas tout à fait bien, consistent en courbatures, endolorissement de certaines articulations, sensations analogues à celles qu'on éprouve après un effort prolongé, une fatigue articulaire excessive.

Fréquence. — Ces arthralgies sont très fréquentes. J. Voisin dit qu'elles existent dans un quinzième des cas. On les rencontrerait 11 fois sur 60 cas (Mac Carthy, élève de Ricord), 11 fois sur 19 cas (Courteaux, élève du professeur Fournier), 1 fois sur 3 à l'hôpital du Midi, 1 fois sur 5 à l'hôpital St-Louis (Ingold). Bien souvent elles passent inaperçues, surtout si l'affection qui les provoque n'est pas nettement déclarée, et les sujets trouvent toujours un travail pénible, une marche un peu longue, un semblant de cause, enfin, qui satisfait leur esprit.

Siège. — Toutes les articulations peuvent être le siège de ces arthralgies, mais ce sont de préférence les articulations les plus fréquemment en jeu qui sont le plus souvent atteintes. Par ordre de fréquence, nous signalerons les épaules, les genoux, les poignets, les coudes, les chevilles. Ces arthralgies sont quelquefois mono-articulaires, mais le plus souvent elles sont poly-articulaires.

Symptômes. — Au point de vue clinique, ce qui caractérise les arthralgies de la période secondaire, c'est la simple douleur d'une ou de plusieurs articulations. Il n'y a ni gonflement de l'article, ni coloration, ni chaleur anormale des téguments. « Ces arthralgies, dit Mauriac, ne sont autre chose que des » arthrites avec prédominance excessive de l'élément douleur et » absence complète des deux autres, c'est-à-dire de l'inflamma- » tion et de l'épanchement à un degré qui puisse les rendre » appréciables à l'exploration ».

Le malade se sent las, les articulations atteintes sont sensibles, douloureuses quand elles travaillent et surtout quand elles commencent à travailler. Si ce sont les genoux ou les chevilles, la station debout, la marche, et surtout les premiers pas, sont pénibles. Si ce sont les épaules ou les coudes, les mouvements d'élévation du bras, de flexion du coude sont douloureux.

Ces douleurs sont dans l'articulation. Un autre grand caractère de ces douleurs articulaires, c'est qu'elles sont plus vives le soir et surtout la nuit que le jour, plus vives aussi pendant le repos que pendant l'exercice. Cependant, les articulations atteintes se fatiguent plus vite que les autres.

Le professeur Fournier, dans une de ses cliniques, a bien retracé les sensations qu'éprouvent les malades : « La nuit, » quand je m'éveille, disent-ils, je ne puis remuer mes membres, » ils sont lourds, engourdis, comme impotents. Il m'est impos- » sible de faire plier mes jointures. De même, le matin, en me » levant, je suis comme paralysé, je ne puis mouvoir mes arti- » culations, lever mes bras, me baisser pour ramasser mes chaus- » sures. Puis quand je me suis forcé, alors cela va mieux, mes » jointures qui étaient comme rouillées se dérouillent : mes » membres se meuvent avec moins de douleurs et plus de liberté. » Finalement, au bout de quelques heures, je ne sens plus rien » de cela et je me trouve assez bien tout le restant de la jour- » née. Je crois alors que c'est fini, mais la nuit suivante et le » lendemain matin c'est encore la même chose, et tous les jours » à l'avenant ».

Donc, sensations douloureuses articulaires, surtout la nuit, sans qu'on puisse rien remarquer à l'examen physique de la jointure, tels sont les caractères particuliers des arthralgies secondaires. Souvent, elles s'accompagnent de myosités, de ténosités, de douleurs aux insertions tendineuses péri-articu- laires, qui pourraient, si l'on n'y prenait garde, en imposer pour une atteinte de rhumatisme articulaire subaigü, mais l'absence complète de rougeur de la peau, et les caractères de la douleur s'ajoutant, lorsque le chancre ou une éruption secondaire existent, à des symptômes évidents de syphilis, ne permettent pas d'hésiter pour le diagnostic.

Ces arthralgies du début de la période secondaire « ressem- » blent, dit Homolle, aux douleurs dont se plaignent souvent les » tuberculeux, les albuminuriques, les saturnins, les alcooliques. » où à celles qu'on observe au début des fièvres et de la fièvre » typhoïde en particulier ».

Anatomie pathologique. — Faute d'autopsie, on est autorisé, croyons-nous, à admettre que les arthralgies sont dues à l'in-

flammation des cartilages articulaires, à des chondrites superficielles n'entrainant ni érosion, ni irritation de voisinage de
la séreuse articulaire, mais seulement un dépoli des surfaces
cartilagineuses.

Diagnostic. — Le diagnostic doit être fait avec les ostéalgies
et les arthralgies proprement dites.

Avec les ostéalgies de cause infectieuse. produites par la
tuberculose, l'ostéomyélite, la syphilis et le pseudo-rhumatisme osseux. Avec les ostéalgies de cause non infectieuse,
qu'on observe dans le rachitisme, l'ostéomalacie, les lésions
médullaires ou nerveuses, les ostéalgies névralgiques et les
néoplasmes. Avec les arthralgies des maladies infectieuses
(fièvre typhoïde, tuberculose) ou des intoxications (saturnisme,
alcoolisme), ainsi qu'avec les douleurs articulaires des hystériques.

OBSERVATIONS

OBSERVATION I

Syphilis. — Arthralgies multiples

*Obs. de Duffin. — Cases of syphilitic rheumatism ; in Trans.
of the El Soc. of London, p. 83, 1869.*

Homme de 34 ans, syphilis 8 ans auparavant. A la suite d'un
coup de froid, état catarrhal et douleurs dans les deux coudes, les
deux hanches, le genou droit.

Exacerbations nocturnes de la température. Guérison en 48 jours
par I. K.

OBSERVATION II

Syphilis. — Arthralgies multiples

Obs. de Duffin. — Cases of syph. rheumatism ; (Ibid).

Homme de 36 ans, bien portant, sans antécédents rhumatismaux.

Douleurs dans les épaules et les poignets, des deux côtés,
depuis le commencement de janvier. Pas de phénomènes généraux, mais fièvre légère à exaspérations vespérales. Pas de signe
de tuberculose.

Pas d'amélioration par la quinine et le bicarbonate de soude.
18 mars. — Roséole qui révèle la syphilis. Le 30 mars, l'iodure de
potassium est prescrit. En deux jours, la température tomba et les
douleurs articulaires diminuèrent.

OBSERVATION III

Syphilides papulo-érosives. — Arthralgies

*Obs. extraite des registres de l'hôpital de Lourcine, publiée
dans la thèse de Vaffier (1875)*

B... Céline, entre le 30 janvier 1875. Elle présente des syphilides papulo-érosives des grandes lèvres, des plis génito-cruraux,

du périnée, de l'anus. Elle se plaint d'insomnie, d'anorexie, de douleurs vagues, d'alopécie.

Le 1er février, douleurs dans les genoux, pas d'épanchement. Sensibilité à la pression au niveau de la rotule, des ligaments, et plus spécialement au fémur. Douleurs dans le poignet droit empêchant de serrer. Guérison le 14 février.

OBSERVATION IV

Arthralgies de l'épaule gauche et du genou droit. — Condylones syphilitiques

Obs. de Ziehl Deutsche med. Woch., n° 28, 1884.

Femme de 23 ans, se plaint depuis 2 jours de douleurs vives à l'épaule gauche et au genou droit. Il n'y a pas de gonflement. Le salicylate de soude n'a aucune action. Elle entre à l'hôpital, où l'on découvre l'existence de condylomes aux grandes lèvres et une hypertrophie ganglionnaire des aines. La guérison est rapidement obtenue par l'iodure de potassium.

OBSERVATION V

Syphilis. — Chancre induré. — Plaques muqueuses. — Exanthème maculeux. Arthralgie de la hanche et du genou gauches

Obs. I du mémoire de Trost. — Wien. med. Woch,
n° 15, 1889. p. 537.

J. S., 21 ans, célibataire, garçon tailleur, entre le 19 mai 1888. Le malade a remarqué depuis 7 semaines environ que sa chemise était tachée par un liquide purulent, qu'il reconnut venir du gland. Le dernier coït remontait à 2 mois. Il se soigna lui-même sans voir de médecin. Dimanche dernier, 13 mai, il fut pris subitement d'une sensation désagréable, ressemblant à un fourmillement dans la hanche gauche. Des douleurs s'établirent partant de l'articulation et s'irradiant dans la cuisse. Ces douleurs sont actuellement si vives, qu'elles troublent le sommeil et le malade se voit obligé d'entrer à l'hôpital.

Antécédents héréditaires. — Sa mère était bien portante, elle mourut 3 semaines après la naissance du 4e enfant de fièvre puerpérale. Le père est vivant et bien portant. Sa sœur âgée de 20 ans est bien portante. Deux autres enfants sont morts, l'un de faiblesse constitutionnelle à l'âge de 8 jours, l'autre à 8 mois d'une maladie inconnue.

Le malade n'a jamais toussé, n'a jamais été malade.

État actuel. — Sur le prépuce, existe un chancre induré, sur le prépuce et le gland on voit des plaques muqueuses.

Engorgement ganglionnaire indolent aux aines. Sur la face dor-

sale du pénis, on sent un cordon dur à travers la peau. Sur le
dos et la poitrine, sur les membres se voient des macules rouges et
confluentes par place. Au front, à la naissance des cheveux plusieurs papules (corona veneris), et dans les cheveux quelques éléments impétigineux. La muqueuse du pharynx est rouge, enflammée.

En outre le malade se plaint de douleurs marquées dans l'articulation de la hanche gauche, qui reste en flexion. La station
debout est impossible ; toute la région de la hanche gauche est
augmentée de volume. Il existe aussi des douleurs dans le genou
gauche.

Du 21 au 29 mai, traitement hydrargyrique. Le 17 août le malade ne ressent plus de douleurs articulaires.

OBSERVATION VI. — (Résumée).

**Chancre induré. — Roséole. — Ecthyma — Arthralgies du poignet et du coude
gauches.**

*Obs. de G. Cheminade. — Annal. de Dermatologie et de
syphiligraphie n° 7. 25 juillet 1888. p. 466*

R... Pierre, 35 ans, cultivateur n'a jamais eu de maladies graves
ni de rhumatismes.

En août 1887, chancre induré, siégeant sur la face externe du
prépuce. Traitement local. Guérison le 15 septembre.

Le 28 octobre. — Plaques muqueuses sur le scrotum. Roséole
confluente sur l'abdomen, la poitrine, pustules d'ecthyma sur le
dos.

Un mois après, nouvelle poussée d'ecthyma sur la face et le
front. Chute des cheveux.

Le 15 novembre, le malade fait un erysipèle de la face qui
guérit en 10 jours.

Le 28, le malade se plaint d'une douleur diffuse dans le poignet
et le coude gauches, avec irradiations dans les muscles de l'avant-
bras. Douleur vive à la pression en un point situé à un centimètre
au-dessus de l'articulation radiocarpienne. Pas de gonflement.
mouvements faciles. Traitement : iodure de potassium, 1 gramme
et 2 cuillerées de liqueur de Van Swieten. Amélioration très sensible. Sortie.

OBSERVATION VII (personnelle).

Artrhalgie du genou gauche. — Syphilis testiculaire. — Syphilides circinées du dos

Ch., âgé de 33 ans, fabricant de pipes au Cap, entre le 8 septembre 1904, dans le service du docteur Pierre Delbet, à la Maison

Dubois. Il est d'une bonne santé, quoiqu'ayant eu en 1892 une pleurésie purulente, et depuis, plusieurs blennorragies. Il n'a pas d'antécédents rhumatismaux.

Il y a 7 ans, il a eu un chancre induré dans le sillon balano-préputial, suivi d'accidents secondaires, roséoles, plaques muqueuses de la verge. Il s'est soigné environ un mois par les pilules de protoiodure de mercure.

Il y a 4 mois, son testicule droit commença à augmenter de volume, sans douleur, puis le gauche fit de même.

Depuis 4 mois environ aussi, il ressent des douleurs dans le genou droit ; ces douleurs, quoique supportables, étaient continuelles, surtout nocturnes, spontanées, mais peu augmentées par les mouvements provoqués. La nuit il ne dormait pas, mais le jour, il pouvait marcher.

Etat actuel. — L'état général est bon, quoique le malade soit très pâle et faible. Il présente sur le dos une éruption étendue de syphilides circinées.

Du côté des bourses, on remarque que la peau scrotale qui est légèrement tendue, déplissée, a conservé sa coloration normale. La palpation, qui n'est pas douloureuse, permet de constater que des 2 côtés les testicules ont doublé de volume, ils sont durs, tendus, sans point fluctuant. Les épididymes ne sont pas augmentés de volume.

Du côté des genoux, le droit est à peine sensible, le gauche au contraire est douloureux, spontanément, surtout la nuit. On détermine par l'exploration, une sensation douloureuse, quand on appuie en un point situé à la partie externe de l'articulation sur la tête du péroné et un peu sur la partie correspondante du tibia. Le genou n'est pas augmenté de volume, il n'est le siège d'aucun épanchement, la peau qui le recouvre a sa coloration normale.

Le malade n'a aucun écoulement uréthral à son entrée dans le service et n'en a pas eu depuis quelques années.

Traitement. — Il est soumis aux piqûres d'huile grise à 40 %, dont on injecte profondément dans les muscles de la fesse sept centigrammes environ toutes les semaines. Il prend en outre 2, puis 4 grammes d'iodure tous les jours.

Au bout de 5 piqûres, les mouvements sont plus faciles, les douleurs ont à peu près disparu ; il n'y a pas de craquements articulaires.

Les testicules ont aussi diminué de volume sous l'influence de ce traitement.

CHAPITRE II

SYNOVITES SUBAIGUES

« Le gonflement avec tension de l'articulation qui devient
» légèrement douloureuse à la pression, aux mouvements, une
» légère rougeur avec chaleur de le peau et quelquefois un
» empâtement du tissu cellulaire qui la couvre, sont les prin-
» cipaux caractères de ces manifestations articulaires de la
» syphilis. » (Defontaine).

Ces sont ces synovites subaiguës qui rappellent le rhumatisme articulaire que le professeur Fournier a décrites sous
le nom de *pseudo rhumatisme syphilitique* et à l'histoire des-
quelles son élève Vaffier a consacré sa thèse (1875).

De nombreux auteurs se sont occupés de cette forme :
Hunter, Babington, Colles, Ricard, Bonnet, Richet, Virchow,
Volkmann, Berg, Risel, Van Zeissl. Baumler décrivit d'une
façon précise d'après les auteurs anglais et surtout d'après
Duffin le rhumatisme syphilitique.

Baulmer lui reconnaît trois formes :

1° Une première, polyarticulaire, précoce, qui ressemble
au rhumatisme articulaire subaigu.

2' Une deuxième, monoarticulaire, qui paraît dépendre nettement d'une périostite.

3' Une troisième qui rappelle le rhumatisme chronique.
Hunter insiste sur la fréquence de la forme monoarticulaire
et la rareté de la forme polyarticulaire. Mracek rapporte 5 cas
d'arthrite polyarticulaire des périodes secondaires et tertiaires.
Fruger, 8 cas ; Singer, 5 cas.

Apparition.— Comme les arthralgies, les synovites subaiguës se rencontrent à la période secondaire de la syphilis. C'est donc aussi un accident articulaire précoce. Elles se montrent après l'éclosion de la roséole en même temps que les accidents si nombreux du début de la période secondaire.

Siège. — Les synovites subaiguës se localisent de préférence, aux genoux, aux chevilles, aux poignets, aux épaules, aux articulations métacarpo-phalangiennes et sterno-claviculaires. Plusieurs articulations peuvent être prises. La syphilis suffit à elle seule à engendrer ces synovites et des attaques de rhumatisme articulaire franc antérieures ne semblent pas nécessaires à leur éclosion, malgré ce que pensaient certains auteurs comme Guignard et Després. Pour Després, ces synovites ne se manifesteraient que sur des sujets rhumatisants, chez qui la syphilis, cause de dépression générale, pourrait faire éclater une attaque de rhumatisme franc. Guignard nie aussi la nature syphilitique de ces arthropathies. « Disons » d'abord, écrit-il, que ses accidents n'apparaissent pas à une » époque déterminée de la syphilis et qu'ils ne paraissent pas par » conséquent devoir être rangés comme les autres manifestations » de la même diathèse, à une place déterminée où on devrait les » trouver toujours. Loin de là, le rhumatisme syphilitique se » rencontre à des époques plus ou moins éloignées du début de » la syphilis, ce qui prouve jusqu'à un certain point son indépen- » dance de l'affection avec laquelle elle ne fait que coïncider ».

C'est mal connaître le pseudo-rhumatisme syphilitique que de faire une pareille assertion. Tout syphilitique peut, dans le cours de sa syphilis, être atteint d'une poussée de rhumatisme articulaire franc, mais un des nombreux signes (et nous les verrons au diagnostic) du pseudo-rhumatisme syphilitique, c'est justement qu'il apparaît à une époque déterminée, à la période secondaire. C'est un accident précoce, avons-nous dit, de la diathèse et dans aucun cas nous ne l'avons vu se montrer tardivement, à la période tertiaire.

C'est que, à l'époque où Guignard écrivait sa thèse, l'idée des pseudo-rhumatismes, des rhumatismes infectieux, n'existait pas encore. On ne voit vraiment pas pourquoi, si des maladies infectieuses, telle que la blennorrhagie, la scarlatine, la variole, produisent des fluxions articulaires, la syphilis ne serait pas capable de le faire aussi. La syphilis est une maladie infectieuse au même titre que les précédentes, et il est probable que son agent pathogène microbien, peut agir par ses toxines sur les séreuses articulaires, comme le font les agents pathogènes des autres maladies microbiennes pour produire ce que Max Schuller appelait des arthro-méningites.

Nous ne saurions pour être complet, passer sous silence deux causes adjuvantes ou prédisposantes à ces synovites subaigues, cause d'une importance minime et loin d'être nécessaires. Ce sont le froid et l'usage plus fréquent de certaines articulations qui favorise surtout la localisation de la synovite sur telle ou telle articulation. Ceci semble expliquer que les genoux, les chevilles, les poignets, les épaules, les articulations métacarpo-phalangiennes soient plus fréquemment atteintes parce que d'une part elles sont plus superficielles et moins protégées que celles de la hanche, rarement frappée, et que d'autres part elles servent plus fréquemment et sont plus susceptibles que d'autres de surmenage. Lancereaux (*Union médicale*, 1873, p. 153) cite le cas d'une jeune artiste, obligée d'étudier sur le piano qui eut seulement les poignets et les articulations des doigts atteints.

Enfin, d'après Vaffier, cette forme d'arthropatie syphilitique serait plus fréquente dans certains pays, notamment en Chine et au Japon.

Symptômes. — Le début de ces synovites est assez rapide. Les malades commencent par éprouver une certaine gène dans une articulation et en quelques jours, cette gène se transforme en douleur plus ou moins marquée.

Ces douleurs sont plus intenses que les arthralgies que nous avons étudiées au chapitre précédent, mais comme ces dernières, elles sont plus marquées la nuit que le jour et pendant le repos que dans les mouvements de la jointure. Ce n'est plus seulement de l'endolorissement, de la fatigue pénible, ce sont ici de véritables douleurs, s'accompagnant de sensation de plénitude et de tension quand l'épanchement se forme. La pression est douloureuse en certains points, mais jamais aussi vive que dans le rhumatisme articulaire aigu.

Quand on examine une articulation atteinte de synovite subaiguë, on remarque d'abord qu'elle est légèrement augmentée de volume, l'épanchement n'est jamais très abondant ; « l'articulation se fluxionne plutôt qu'elle ne se tuméfie » dit Fournier. La peau qui la recouvre est tendue, quoique elle est rosée, mais le plus souvent elle ne présente pas cette suffusion rosée qu'il est fréquent d'observer dans le rhumatisme (Fournier). La température locale peut être élevée de quelques dixièmes de degré.

La palpation qui est douloureuse sur les côtés de l'articulation, en des points qui répondent à l'insertion des ligaments, permet de constater l'existence d'une petite quantité de liquide. On peut déterminer au moins au genou, une légère fluctuation et le choc rotulien. Cette recherche est quelquefois difficile, quand le tissu cellulaire sous-cutané périarticulaire est œdématié. Fréquemment on voit des synovites tendineuses coïncider avec la ou les synovites articulaires. La synovite subaiguë du genou en particulier, s'accompagne souvent de synovite des bourses séreuses, des tendons de la patte d'oie ou de la bourse séreuse commune au droit interne et au demi-tendineux. Les synovites du poignet peuvent s'accompagner de synovite des tendons extenseurs, ou des tendons du long abducteur, court fléchisseur du pouce et radiaux (A. Fournier et Crouzon).

Quand on cherche à mobiliser l'articulation, on est frappé de la facilité avec laquelle on fait cette exploration. On ne détermine à peu près aucune douleur, aussi les malades se prêtent volontiers à cet examen, ce qui n'est pas la règle dans le rhumatisme articulaire Du reste, ces synovites n'empêchent pas la marche ; tout au plus, quand l'épanchement est un peu abondant, ce qui est rare, l'articulation est-elle un peu gênée dans ses mouvements.

Les symptômes généraux sont nuls, on note quelquefois une légère ascension thermique le soir, 38° ou 38°,5.

Sous l'influence du traitement spécifique, les synovites guérissent rapidement, le liquide épanché se résorbe, sans avoir nécessité une ponction et les douleurs disparaissent. Abandonnées à elles-mêmes, elles peuvent rester longtemps stationnaires ; elles finissent toutefois par guérir en laissant quelquefois après elles quelques craquements articulaires.

Diagnostic. — Le diagnostic des synovites syphilitiques subaiguës est à faire avec plusieurs affections articulaires. Mais c'est au rhumatisme articulaire franc à allure subaiguë qu'il ressemble surtout, d'où le nom de pseudo-rhumatisme syphilitique que le Professeur Fournier lui a donné.

Quoiqu'en aient dit Guignard et Després, il existe certains caractères qui permettent de faire le diagnostic. Le rhumatisme articulaire franc est le plus souvent polyarticulaire, très mobile, atteignant un jour une articulation, la quittant le lendemain pour en envahir d'autres. Même dans son allure subaiguë, il s'accompagne d'une réaction fébrile assez marquée, de troubles sympathiques souvent multiples, et de symptômes généraux quelquefois sérieux. Les sueurs abondantes caractéristiques sont la règle, les urines sont rares, rouges, riches en acide urique. Les complications cardiaques sont très fréquentes. Le rhumatisme articulaire est souvent héréditaire, ou évolue par poussées successives ; enfin l'action du salicylate de soude, véritable médication spécifique est manifeste.

Le pseudo-rhumatisme syphilitique, n'atteint guère qu'une ou deux articulations à la fois, il reste là où il s'est établi jusqu'à la guérison. Les douleurs sont beaucoup moins vives, elles ont un caractère de périodicité nocturne manifeste ; les mouvements articulaires sont plus facilement exécutés, la suffusion rosée est ici l'exception : la réaction fébrile est nulle ou peu marquée, les sueurs font complètement défaut, les urines sont normales et n'ont aucun caractère particulier. Il n'y a aucune tendance aux complications cardiaques. Il s'accompagne fréquemment d'autres manifestations secondaires de la syphilis. Enfin le salicylate de soude n'a aucune action, tandis que le traitement mercuriel ou ioduré en vient assez facilement à bout.

Les pseudo-rhumatismes qui surviennent au cours de certaines maladies infectieuses se distinguent par les symptômes de l'affection qu'ils viennent compliquer et aussi par quelques caractères qui leur sont propres.

Le pseudo-rhumatisme blennorragique coïncide ou mieux succède à un écoulement blennorragique et revêt les différentes formes qu'on lui décrit Le diagnostic est quelquefois embarrassant, car il n'est pas rare qu'un syphilitique soit en même temps atteint de blennorragie. A laquelle de ces deux maladies doit-on rapporter les localisations articulaires ? Tandis que dans la synovite subaiguë syphilitique, l'arthropathie est d'ordinaire polyarticulaire, qu'elle est très peu douloureuse, que les douleurs sont surtout nocturnes, l'arthrite blennorragique, si elle est d'abord polyarticulaire, se localise rapidement à telle ou telle articulation, pour n'en plus bouger, elle est très douloureuse non-seulement dans les mouvements qu'on imprime à l'article, mais encore spontanément, et les douleurs existent aussi fortes le jour que la nuit. En outre l'état général n'est pas toujours des meilleurs, la fièvre est fréquente, les sujets sont pâles, anémiés, et des complications peuvent survenir du côté du cœur, des séreuses, sans compter l'ankylose qui est la terminaison si fréquente de ces arthrites.

Nous ne rappelons que pour mémoire le pseudo-rhumatisme qui accompagne diverses autres maladies infectieuses, telles que la scarlatine, la variole, la diphtérie ou certaines intoxications telle que le saturnisme. Enfin l'attaque de goutte a un début et un processus particulier, survient à un âge généralement plus avancé, caractères qui permettent aisément de faire le diagnostic.

OBSERVATIONS

Observation VIII

Syphilis. — Synovites subaigües

Obs. de J. Voisin (1875).

Jeune homme de 22 ans. Pas d'atteinte rhumatismale antérieure. Accidents secondaires le 3 janvier. Douleur et gonflement modérés du poignet gauche, des articulations métacarpiennes, de la hanche droite. Rien au cœur et pas de fièvre.

Dès son entrée, le 10 janvier, la liqueur de Van Swieten est prescrite. Le 18, le gonflement et la douleur ont disparu, les mouvements sont redevenus libres.

Observation IX

Syphilis. — Synovites subaigües

Obs. de J. Voisin (1875).

Serrurier âgé de 29 ans. Pas de rhumatisme antérieur ; mère rhumatisante. Chancre induré deux ans auparavant. Le 27 décembre, articulation tibio-tarsienne droite, rouge douloureuse, gonflée. L'arthrite avait débuté le 15 décembre avec du sarcocèle. Trois mois avant, douleur et gonflement du genou gauche. Rien au cœur. Traitement spécifique. Le malade sort guéri au milieu de janvier.

Observation X

Chancre induré. — Eruption roséolique.—Arthralgies multiples.— Synovites. — Onyxis

Obs. II de la thèse de Vaffier (1875).

T... Marius, âgé de 20 ans, matelot, vient à la visite le 28 mai 1863. Il est de bonne santé et ne présente pas d'antécédents rhumatismaux. Il présente un chancre induré du sillon balano-préputial, contracté 40 jours avant d'une chinoise. Pendant 1 mois, on le traite par la liqueur de Van Swieten, 1 cuillerée par jour.

En 15 jours, le chancre se cicatrise.

Le 22 juillet, douleur à la main droite qui présente un œdème considérable de la face dorsale des articulations métacarpo-phalangiennes. Aux deux épaules, la pression de l'acromion est douloureuse. A gauche hygroma prerotulien. Les douleurs d'abord vagues, ont commencé aux deux articulations sterno-claviculaires qui furent gonflées et rouges. Céphalée nocturne. Croyant à du rhumatisme franc, on le traite par le salicylate.

L'état reste stationnaire jusqu'au 6 août, date à laquelle apparaît un œdème considérable de la face dorsale des deux poignets, aux gaines tendineuses du long supinateur et du grand palmaire. Accès de fièvre pendant la nuit. Tuméfaction de l'épaule gauche, du genou droit. La peau conserve sa coloration normale. A cette même date, éruption de syphilides maculo-papuleuses aux avant-bras, au thorax, à la face, suivie de desquamation furfuracée abondante. On donne une cuillerée de liqueur de Van Swieten par jour, puis 2 cuillerées, et 1 gramme d'iodure.

Le 9 septembre l'amélioration est sensible. Cependant, onyxis syphilitique à tous les ongles de la main et aux ongles des deux gros orteils.

Le 17 septembre il n'existe plus de ma ifestations articulaires, chute des ongles atteints.

OBSERVATION XI

Chancre induré. — Accidents secondaires multiples. — Pseudo-rhumatisme syphilitique

Obs. extraite des registres de l'hôpital Lourcine et publiée dans la thèse de Vaffier.

A... Victoire, 22 ans, entre le 22 septembre 1868. Chancre induré, accidents secondaires multiples.

Douleurs dans le bras et l'épaule droits, au niveau de la partie supérieure de la voûte acromiale et de l'apophyse coracoïde. Autres points douloureux au coude (tendon du triceps), impossibilité de lever le bras, et d'étendre l'avant-bras.

Douleurs de l'épicondyle gauche, avec diffusion rosée légère, effacement du creux normal qui sépare l'olécrâne de l'épicondyle. Rien dans l'articulation. Elle sort guérie le 5 novembre, mais rentre le 12 janvier 1869 pour douleurs à l'épaule droite. Elle sort guérie le 1er février.

OBSERVATION XII

Syphilis. — Arthralgies. — Synovite subaiguë de l'articulation tibio-tarsienne droite et du genou gauche.

Obs. de Ziehl. — Deutsche med. Woch, N° 28. 1884.

Servante de 17 ans, souffre depuis 8 jours, du genou droit et depuis 2 jours de douleurs et de gonflement de l'articulation tibio-tarsienne droite, puis du genou gauche. Cette dernière jointure contient un peu de liquide, la peau est chaude.

On prescrit à la malade du salicylate de soude qui n'a aucune action sauf sur la température, d'ailleurs peu élevée.

Le troisième jour, on découvre des condylomes aux grandes lèvres et un engorgement ganglionnaire inguinal prononcé. On change de traitement et on donne 3 grammes d'iodure et des frictions mercurielles. Les douleurs et le gonflement disparaissent rapidement.

OBSERVATION XIII

Accidents syphilitiques secondaires. — Arthrite subaiguë. Tibio-tarsienne droite.

Obs. de G. Cheminade — Annales de dermatologie et de syphiligraphie n° 7, 25 juillet 1888, p. 466.

C... Philippe, 29 ans, professeur. Chancre induré au début de juin. Trois semaines après, boutons à la plante des pieds ; épiderme desquamé, psoriasis palmaire. Ganglions occipitaux engorgés. Ganglion sus-épitrochléen engorgé, indolore. Plaques muqueuses buccales et labiales. Alopécie, céphalée nocturne.

30 Octobre. — Gonflement très prononcé de l'articulation tibio-tarsienne droite, douloureuse à la pression seulement. La marche est possible. Traitement : Collodion riciné sur l'articulation ; à l'intérieur, IK, 2 cuillerées par jour.

5 Novembre. — Guérison complète de l'arthrite

OBSERVATION XIV

Synovites subaiguës du poignet gauche. — Pseudo-rhumatisme syphilitique.

Obs. XII de la thèse de Pekle, 1894. tirée des archives de Saint-Louis.

L... Adrienne. 35 ans entre dans le service le 8 juillet 1887 pour chancre induré siégeant à la face muqueuse de la petite lèvre droite. On la cautérise régulièrement au nitrate d'argent.

Huit jours après, impotence fonctionnelle du bras droit, la malade ne peut tenir, ni serrer un objet avec la main. (Frictions mercurielles), amélioration du côté droit, quand à gauche, apparaît une tuméfaction portant sur la face dorsale, le poignet et l'articulation métacarpo-phalangienne, jusqu'aux articulations phalango-phalangiennes. Rougeurs ; impossibilité de fléchir les doigts et le poignet. Douleur vive à la pression de toute la face interne du poignet. Rien au coude, ni à l'épaule, un peu de fièvre.

Douleurs aux jambes, à la face interne des tibias, sans gonflement, traitement mixte : 1 gramme d'iodure, 2 cuillerées à café de liqueur de Van Swieten.

Le 18 juillet, la main est dégonflée. Il y a un point douloureux au niveau de l'apophyse styloïde du radius.

Le 7 août, la malade sort très améliorée :

OBSERVATION XV

Synovites subaiguës du coude droit et de l'articulation tibio-tarsienne gauche

Obs. de Singer. Wien. med. Woch. 1903, p. 1001

M. F., 40 ans, me fut envoyée par son médecin en 1901. La malade souffrait depuis 8 semaines de fièvre, de gonflement de plusieurs jointures et de douleurs. Cette femme, pendant qu'elle allaitait un de ses enfants, avait eu une éruption qui fut diagnostiquée syphilitique et améliorée par l'iodure de potassium. A l'examen on voit que le coude droit et l'articulation tibio-tarsienne gauches sont gonflés et douloureux. Il n'y a pas de fièvre, pas de lésion cardiaque. Je diagnostique polyarthrite syphilitique et je commence le traitement mercuriel qui fait bientôt rétrocéder les accidents.

OBSERVATION XVI

Synovites subaiguës multiples

Obs. de Singer. — Wien. med. Woch, 1903, p. 1001

J. R., femme de 39 ans, de Vienne, vient à ma consultation. Elle s'est déjà beaucoup soignée pour son affection articulaire, mais sans résultat. Après l'avoir examinée je ne trouve rien ni aux poumons ni au cœur. La malade est pâle et amaigrie. A l'épaule gauche : craquements, un peu de douleur, les mouvements sont limités.

Les articulations métacarpo-phalangienne, et plalango-phalangiennes de la main gauche sont malades à plusieurs doigts, épaississement synovial de la région articulaire de la première et de la deuxième phalanges. Les doigts sont fléchis en griffe.

Au gros orteil droit, gonflement douloureux, craquements.

Son mari a fait 3 ans avant son mariage une cure mercurielle contre la syphilis. La malade a eu 3 enfants qui semblent n'avoir aucune tare et 2 avortements.

Traitement. IK et cure mercurielle par frictions.

Après les 6 premières frictions, l'amélioration est remarquable. Les articulations des doigts sont souples, les tuméfactions articulaires bien diminuées, les mouvements presque normaux. L'état général s'est relevé.

De temps en temps, j'ai l'occasion de revoir cette malade. Il y a cinq semaines, j'ai été appelé auprès d'elle pour des douleurs nocturnes de la hanche droite, empêchant le sommeil. L'examen montre qu'il existe une douleur intense à la pression du fémur droit. — Pas de fièvre.

Quelques frictions mercurielles amènent la disparition de ces douleurs.

CHAPITRE III

SYNOVITES CHRONIQUES

Hydarthroses syphilitiques secondaires.

Les synovites chroniques syphilitiques ou arthrites hyper-criniques de J. Voisin, revêtent au point de vue clinique l'allure des hydarthroses chroniques. « Si l'on peut admettre qu'une maladie soit désignée par un de ses symptômes, c'est à coup sûr dans ces cas d'arthrites hypercriniques de la syphilis. L'épanchement dans la synoviale est cliniquement toute la maladie. » (Morestin).

Apparition. — Ces synovites chroniques sont des accidents de la période secondaire, on peut les observer à des époques très variables de cette époque. J. Voisin dit qu'elles se rencontrent vers la troisième année après le chancre. D'autres apparaissent beaucoup plus tôt ; Gérin-Roze a vu un cas dix jours après le chancre ; le professeur Fournier les a vues survenir en pleine éruption secondaire , de Grandmaison et Boidin rapportent un cas où l'hydarthrose se montra quatre semaines après le chancre ; Gouget, 8 mois, Richet 18 mois après l'accident initial. Defontaine distingue une hydarthrose précoce et une hydarthrose tardive ; cette dernière pouvant se montrer dans la période tertiaire. Nous n'admettons pas cette distinction. On observe fréquemment une hydarthrose à la période tertiaire, mais elle n'a plus les mêmes caractères et elle ne doit pas être comparée à l'hydarthrose de la période secondaire. L'hydarthrose tertiaire s'accompagne toujours de lésions plus ou moins marquées des extrémités osseuses, elle n'est plus la maladie à elle seule, mais joue simplement le rôle d'un symptôme presque accessoire quoique constant. Parlant de ces hydarthroses tertiaires de Defontaine, Morestin dit avec juste raison, nous semble-t-il « ces dernières sont rares, très rares et il est raisonnable d'admettre qu'elles dépendent de lésions gommeuses. Que celles-ci nous échappent parfois, nul ne saurait s'en étonner. Il ne faut pas oublier que l'épanchement est un symptôme, non la maladie, que le même symptôme peut se retrouver dans des circonstances différentes, et c'est formuler une conclusion sans preuve que de conclure à la similitude causale ».

Fréquence. — « L'hydarthrose syphilitique est bien plus fréquente qu'on ne le croit, mais si elle est commune, on peut dire qu'elle est communément méconnue » (Morestin).

Ces hydarthroses secondaires sont plus fréquemment observées que les synovites subaiguës. Le professeur Fournier dit qu'on rencontre environ 23 hydarthroses pour 3 ou 4 synovites subaiguës.

Elle seraient pour plusieurs auteurs plus fréquentes chez la femme que chez l'homme.

Siège. — Par ordre décroissant de fréquence, on les observe au genou, au coude, à l'articulation tibio-tarsienne. Elles peuvent être bilatérales. On ne rencontre généralement qu'une articulation (ou deux articulations homonymes) atteinte d'hydarthrose, mais on peut voir chez le même syphilitique une hydarthrose coïncider avec des synovites subaiguës d'autres articulations surtout lorsque l'hydarthrose est précoce.

Le genou gauche serait plus souvent atteint que le droit. Sur les 13 observations que nous rapportons ici, nous voyons que le genou droit a été pris 6 fois, le genou gauche 5, les deux (hydarthrose bilatérale) 2 fois.

Comme nous l'avons fait remarquer pour les synovites subaiguës, un traumatisme antérieur, l'excès de travail d'une articulation peuvent provoquer la localisation d'une arthropathie. (Voir l'observation XXIV).

Symptomatologie. — Nous n'insisterons pas sur les symptômes de l'hydarthrose syphilitique secondaire ; elle offre les mêmes caractères que toutes les hydarthroses chroniques quelle que soit la cause qui les produise.

Le début, est lent, insidieux et passe inaperçu du malade lui-même dans la plupart des cas. Un peu de gène ou de fatigue, une sensation de brisure, quelquefois une douleur légère dans la marche et les mouvements sont les seuls symptômes. Puis l'articulation devient globuleuse, du fait de l'épanchement. On observe, en inspectant le genou, que les creux situés de chaque côté de la rotule sont effacés, que le cul-de-sac soustricipital est distendu par du liquide. La rotule est soulevée et il est facile d'avoir la sensation de flot, d'obtenir le choc rotulien. Du côté de la peau, il n'y a ni rougeur, ni chaleur, ni sensibilité particulière, ni les veinosités que nous verrons signalées sur les articulations atteintes d'arthropathie tertiaire.

Les quelques points particuliers sont les suivants : absence de traumatisme antérieur, absence de douleur pendant la formation de l'épanchement, absence de points osseux douloureux à la pression. En outre l'abondance généralement peu marquée du liquide, sa résorption rapide sous l'influence du traitement spécifique, sa reproduction fréquente quand le traitement a été insuffisant ou insuffisamment prolongé, la coexistence d'autres manifestations secondaires de la syphilis et le peu d'atrophie musculaire dont elles s'accompagnent sont encore des signes en faveur des hydarthroses syphilitiqnes secondaires.

La durée de cette affection dépend de la rapidité avec laquelle le diagnostic a été posé et le traitement institué. « C'est une affection tenace de la syphilis secondaire » (Gouget), elle l'est pourtant moins que l'hydarthrose blennorrhagique (Hutchinson), toutefois elle peut durer jusqu'à 7 mois (Le Dentu) et même deux années (Fournier).

Elle se termine tantôt sans laisser de trace, tantôt en laissant après elle des craquements plus ou moins marqués.

Anatomie pathologique. — « Il est raisonnable et logique, dit Morestin, de penser que cette hydarthrose traduit une modification quelconque de la synoviale ou des extrémités articulaires. Cette supposition est parfaitement légitime, mais tout ce que nous savons, c'est qu'elle est permise. Les lésions réelles sont totalement ignorées ».

Il est probable qu'il existe dans ces cas un certain degré de chondrite et d'ostéite produisant par irritation de voisinage l'épanchement synovial. Nous n'avons trouvé qu'une observation où l'examen du liquide épanché ait été fait. L'examen cytologique n'a montré qu'une prédominance des éléments mononucléés. L'inoculation dans le péritoine d'un cobaye n'a rien donné à observer ni pendant la vie de cet animal ni à son autopsie. (Voir observ. XXIV) (1).

Diagnostic. — Le diagnostic de cette variété d'hydarthrose chronique est très important. Il doit être fait avec toutes les autres hydarthroses, mais surtout avec l'hydarthrose traumatique, l'hydarthrose rhumatismale, l'hydarthrose blennorrhagique et l'hydarthrose tuberculeuse.

Avec l'hydarthrose traumatique, le diagnostic est généralement simplifié par le récit que fait le malade d'un accident, d'une chute survenue peu de temps auparavant. Mais il faut bien se souvenir que l'épanchement articulaire qui succède à un traumatisme est dans bien des cas trop facilement rapportés à celui-ci, alors qu'il n'a été que la cause occasionnelle qui a fait éclore une tuberculose jusque-là latente ou qui réveille une syphilis en état de sommeil.

L'hydarthrose rhumatismale se reconnaît facilement par la douleur plus forte, plutôt diurne que nocturne, la multiplicité fréquente des articulations atteintes, l'existence de symptômes

---

(1) Pendant que ce travail était à l'impression, paraissaient les premières recherches et publications suscitées par la découverte toute récente du Spirochaete pallida de Schaudinn et Hoffmann Il eut été intéressant de pouvoir rechercher si le liquide des épanchements articulaires syphilitiques contenait des Spirochaetes.

Il nous a été impossible de faire cette recherche. Il est permis de supposer du reste, qu'à l'image de ce qui se passe pour le diplocoque de Neisser dans la blennorrhagie, l'agent pathogène de la syphilis sera rarement rencontré dans les épanchements articulaires.

généraux (fièvre, sueurs, mauvais état général), l'impotence fonctionnelle plus marquée et la connaissance d'attaques antérieures.

L'hydarthrose blennorrhagique a aussi des allures plus aiguës. Les douleurs plus marquées, plutôt diurnes que nocturnes, l'impotence fonctionnelle plus grande, les phénomènes inflammatoires locaux, la coexistence d'un écoulement uréthral récent ou ancien, les suites plus graves (ankylose, transformation purulente) permettent de faire le diagnostic. Dans le cas où le malade serait à la fois syphilitique et blennorrhagique, la difficulté est un peu plus grande, on donnera le traitement antisyphilitique qui servira de pierre de touche et qui permettra dans la majorité des cas de rapporter l'épanchement articulaire à sa véritable cause.

C'est surtout avec l'hydarthrose d'origine tuberculeuse (hydrops tuberculosus) qu'on devra différencier l'hydarthrose syphilitique secondaire, et ce n'est pas toujours aisé. L'hydarthrose tuberculeuse se rencontre souvent chez des sujets jeunes, à la puberté, il n'y a aucune réaction locale, mais bien souvent en cherchant dans les antécédents pathologiques héréditaires et personnels on trouve de la tuberculose ; les sujets eux-mêmes ne sont pas en parfait état de santé et il existe aussi souvent des douleurs osseuses, enfin le traitement antisyphilitique lèvera les doutes.

Il est facile, comme nous le verrons en les étudiants, de distinguer les hydarthroses syphilitiques accompagnant des ostéo-arthropathies de la période tertiaire.

Le diagnostic de l'hydarthrose syphilitique secondaire devrait être posé avec l'hémarthrose. Mais la littérature médicale ne contient la relation d'aucun cas d'hémarthrose syphilitique.

28 avril. — L'épanchement a totalement disparu. La malade sort le 5 mai, elle marche facilement.

OBSERVATION XIX

Chancre induré. — Roséole, myalgies, arthralgies multiples. psoriasis palmaire synovite des extenseurs de la main. — Hydarthrose du genou droit

Obs. I de la thèse de Vaffier (1875).

C... Georges. âgé de 29 ans. second maître à bord de la Belliqueuse. vient à la visite le 30 décembre 1872. Il n'a jamais été malade, et n'a pas d'antécédents rhumatismaux. Il a contracté, vers le 15 décembre, d'une japonaise, un chancre induré de la verge. à droite du frein, chancre qui guérit en 2 mois.

Du 18 au 24 janvier, il se plaint de douleurs vives dans les muscles de la région thoracique. de céphalée vespérale. d'insomnie. Il souffre en outre des muscles de la nuque et des articulations temporo-maxillaires.

Le 24 janvier apparaît la roséole. On institue le traitement qui consiste dans une cuillerée de liqueur de Van Swieten et 0.50 centigrammes d'iodure de potassium par jour.

Le 1er février. Douleurs lombaires vives. douleurs sternales et précordiales rendant la respiration pénible.

Du 3 au 10 février, le traitement mercuriel qui a donné de la diarrhée est suspendu. puis repris ensuite.

Le 23 février, douleurs vives au niveau des muscles de la patte d'oie ; les mouvements du bras gauche sont pénibles.

Le 1er mars, douleurs dans l'articulation coxo-fémorale gauche. légère ascension thermique. On donne 2 cuillerées de liqueur de Van Swieten et 1 gramme d'iodure par jour.

Le 4 mars, douleur intense dans l'articulation scapulo-humérale gauche avec tuméfaction légère. Du 5 au 23 mars le traitement spécifique est supprimé, on donne de l'extrait d'aconit et de la morphine.

Le 20 mars, aux deux mains, la face dorsale du poignet et du métacarpe est douloureuse vers le soir, œdème de ces régions paraissant résulter d'un épanchement séreux dans les gaines des tendons des extenseurs ; il n'y a rien dans l'articulation radio-carpienne. On rétablit la médication iodurée. 1 gramme par jour, puis 1 gramme, 50.

Le 20 avril, le malade quitte l'hôpital. n'ayant plus qu'un peu de raideur des articulations atteintes.

Le 2 mai, apparaît une éruption de psoriasis palmaire qui cède au bout de 20 jours de traitement.

Le 1er juin, le traitement est suspendu, quoique l'annulaire de la main gauche présente une tuméfaction douloureuse avec gonflement considérable de l'articulation de la première phalange avec la deuxième.

Le 15 août, léger mouvement fébrile ; douleurs sourdes dans le genou droit. L'articulation devient le siège d'une tuméfaction considérable. Le cul-de-sac sous-tricipital est distendu par une quantité de liquide très notable. En outre, hygroma de la bourse prérotulienne du genou gauche. Iodure : 1 gramme par jour.

Le 17 septembre, le malade sort de l'hôpital.

Le 27 janvier 1874, il revient pour la troisième fois, avec des douleurs assez vives dans l'articulation scapulo-humérale droite. 2 grammes d'iodure par jour.

Le 1er mai, la guérison est complète.

Observation XX

Chancre induré, Arthralgies, Ecthyma, Hydarthrose du genou gauche, syphilides muqueuses. Perforation du voile du palais.

Obs. III de la thèse de Vaffier (1875).

B... Gabriel, âgé de 22 ans, matelot, entre à l'hôpital de Yoko-Hama, le 24 juin 1873.

Il a eu en janvier dernier des chancres mous multiples. Il vient cette fois avec un chancre induré du fourreau et un engorgement ganglionnaire inguinal. On lui donne une cuillerée de liqueur de Van Swieten par jour.

Le 4 juillet, céphalée intense le soir, insomnie, anorexie, douleurs vagues généralisées, tuméfaction de l'articulation sterno claviculaire droite avec douleurs à la pression.

Le 5 juillet, éruption, d'ecthyma syphilitique, ulcération sur l'amygdale gauche sur la muqueuse de la paroi postérieure du pharynx. Traitement : cautérisation des ulcérations au sublimé, 2 cuillerées de liqueur de Van Swieten par jour:

Le 10 juillet, nouvelle poussée d'ecthyma. Douleurs dans le genou gauche avec tuméfaction notable et peau normale, mouvements articulaires pénibles, épanchement considérable. Traitement : vésicatoire sur le genou.

Le 28 juillet, l'épanchement a diminué, le genou est plus souple.

Gonflement de la face dorsale du métacarpe. Synovite des extenseurs des doigts avec épanchement.

Le 11 août, on constate l'amélioration des synovites, la cicatrisation du chancre, et la réparation des ulcérations ecthymateuses. Les ulcérations de la bouche grandissent.

Le 15 septembre, ulcération du bord libre de la paupière supérieure droite.

Le 15 octobre, on constate que le voile du palais est perforé, les liquides sont rejetés par le nez, apparition de gommes sur la face interne et le bord antérieur du tibia, semblant siéger sous le périoste. D'abord sensibles, puis fluctuantes, elles deviennent en quelques jours, fixes, dures, et se transforment en véritables exostoses.

Le 14 novembre l'état général est mauvais, le malade tousse, les accidents articulaires ont complètement disparus mais étant donné son état précaire, le Conseil de Santé le renvoie en France le 1ᵉʳ Décembre.

OBSERVATION XXI

Chancre induré. — Synovite du poignet. — Hydar.hrose du genou droit, plaques muqueuses buccales.

Obs. IV de la thèse de Vaffier (1875).

L... François, âgé de 25 ans, gabier, entre à l'infirmerie du navire. le 30 juillet 1873.

A son arrivée, cet homme présente un chancre induré du sillon balano-préputial avec phimosis, engorgement ganglionnaire inguinal. L'accident primitif date probablement du 25 juillet, 18 jours après coït avec japonaise.

Le 25 août le chancre est cicatrisé, il quitte l'infirmerie mais le 14 septembre, il revient se plaignant d'une grande faiblesse générale, de céphalée nocturne et d'insomnie. En outre on constate une tuméfaction douloureuse de la face dorsale du poignet droit avec épanchement.

Le 25 septembre, douleur violente au genou droit, fièvre, hydarthrose abondante. Apparition de roséole sur l'abdomen, les flancs, les cuisses. Traitement : 1 cuillerée de liqueur de Van Swieten.

Le 28, ulcération sur l'amygdale gauche. 2 cuillerées de liqueur.

Le 3 octobre, on observe une grande amélioration, l'épanchement du genou se résorbe, la roséole s'efface, l'ulcération pharyngée se cicatrise.

Le 27 octobre le malade demande à sortir.

OBSERVATION XXII

Chancre du méat. — Arthralgies. — Hydarthrose des deux genoux

Obs. V de la thèse de Vaffier (1875).

G... Pierre, âgé de 24 ans, matelot-chauffeur, se présente à l'infirmerie le 20 octobre 1873. Homme robuste, sans maladie antérieure. Phimosis complet, prépuce très œdématié, chancre induré du méat. Contagion datant probablement de 3 semaines. Engorgement ganglionnaire inguinal. Céphalée vespérale, lassitude générale, douleurs dans les bras qui sont difficilement élevés au-dessus de la tête. Le 1ᵉʳ novembre, roséole confluente du tronc, de l'abdomen, des cuisses et des bras. Traitement : 1 cuillerée de liqueur de Van Swieten.

Le 8 novembre, douleurs sourdes dans les épaules et les coudes. Attitude en demi-flexion de l'avant-bras droit, extension provoquée très douloureuse, points douloureux à l'insertion du biceps, à la face postérieure de l'obérance.

Le 10 novembre, le chancre est cicatrisé.

Le 12 novembre, les mouvements du genou sont douloureux, il n'y a ni gonflement, ni changement de coloration de la peau.

Le 13 novembre, tuméfaction considérable des deux genoux, épanchement articulaire abondant. Traitement : deux cuillerées de liqueur de Van Swieten.

Le 14 novembre, plaque muqueuse à la base de l'amygdale gauche, ulcération à la face interne de la lèvre inférieure à droite. Chute des cheveux.

Traitement : Vésicatoire sur les genoux.

Le 20, nouvelle plaque sur le pilier antérieur droit du voile.

Le 25, le malade se lève et peut marcher.

Le 20 décembre, le malade sort.

Observation XXIII (*Résumée*).

Hydarthrose syphilitique volumineuse et précoce du genou gauche

Obs. de F. de Grandmaison et Louis Boidin. — Archives générales de Médecine (janvier 1902, p. 58)

H... Louis, âgé de 26 ans, menuisier, entre le 24 août 1901 à l'hôpital de la Charité, salle Laennec.

Antécédents héréditaires : Bons.

Antécédents personnels. Il y a six ans, pleurésie droite, soignée à Necker. Il y a 4 ans, pneumonie franche aiguë soignée à Bichat, Depuis, aucune affection respiratoire

En 1889, chancre mou, avec bubon suppuré, incisé à Bichat. Jamais il n'a eu de blennorrhagie.

Actuellement, au mois de juin 1901, chancre indolore du sillon balano-préputial, qui se cicatrisa en quinze jours.

Deux semaines après, il entre à l'Hôtel-Dieu annexe, dans le service du Dʳ Mosny, pour roséole, céphalée, dysphagie et chute des cheveux. En outre, il avait le genou gauche très tuméfié,

mais douloureux seulement quand il se fatiguait. Ni la blennorrhagie, ni le traumatisme n'avaient pu déterminer cet accident :
il faut seulement retenir que le genou gauche supportant le poids
du corps, pendant que cet homme manœuvre son rabot subit pro-
fessionnellement une fatigue plus considérable que le genou droit.

Traitement : Liqueur de Van Swieten, frictions mercurielles.
Vésicatoire en fer à cheval sur le genou.

Après 3 jours de repos au lit, le malade commença à se lever,
et au bout de 8 jours, l'articulation avait repris son aspect normal. Il quitta l'Hôtel-Dieu annexe, au bout d'un mois, pendant
lequel il n'avait cessé de suivre le traitement mercuriel. Bien qu'en
rentrant chez lui il ne reprit pas son travail, il fit des marches
un peu prolongées ; aussi son genou se tuméfia de nouveau et
atteignit rapidement les dimensions qu'il présente aujourd'hui. De
son propre mouvement, il avait renoncé au traitement spécifique.

25 août 1901. Le malade est pâle et amaigri.

Le visage est parsemé de syphilides papuleuses. Sur le thorax
et dans les aisselles, une dizaine de plaques cuivrées ; aux membres inférieurs, les syphilides sont plus sombres et jambonnées ;
dans le pli interfessier, une large syphilide croûteuse. La verge,
présente dans le sillon balano-préputial, une zone indurée, reliquat du chancre infectant.

Dans la cavité bucco-pharyngée, on ne voit pas de plaques
muqueuses, mais les amygdales, surtout à droite sont déchiquetées,
à la suite d'abcès répétés pendant ces dernières années. Polyadé-
nopathie légère, ganglions sous-occipitaux augmentés de volume.

Depuis quelques jours, le malade a des douleurs ostéocopes,
éprouve de la céphalée nocturne très prononcée et présente de
l'alopécie syphilitique. L'état général est à peu près satisfaisant ;
l'appétit est diminué, la langue est blanche et fendillée, le foie
n'est pas gros. Pas d'alcoolisme, rien au cœur ni au poumons.

Le genou gauche, volumineux présente une saillie très prononcée à la partie supérieure (cul-de-sac sous-tricipital) et sur les parties latérales. Sa circonférence mesure 37 cm 1/2 tandis qu'au
genou droit, elle est seulement de 36 cm.

La fluctuation est très nette, le choc rotulien se perçoit facilement. L'exploration n'éveille aucune sensibilité ; seule la marche
est difficile.

Traitement : Pendant 10 jours consécutifs, injection sous-cutanée de cinq milligrammes de bi-iodure de mercure. Repos au lit.

26 août. Ponction du genou malade qui donne 20 cent. cubes
d'un liquide jaune citrin.

28 août. Le genou diminue de volume.

30 août. Le genou a repris ses dimensions normales. Le malade se lève et marche sans que la tuméfaction se reforme.

2 septembre. Le traitement mercuriel est suspendu parce que le malade a la bouche en mauvais état et présente des hémorragies gingivales. Les syphilides cutanées ont disparu.

13 septembre. Le traitement est repris. Chaque jour, 2 pilules de cinq centigrammes de proto-iodure d'hydrargyre et 4 grammes d'iodure de potassium.

15 octobre. Le malade quitte l'hôpital dans un état aussi satisfaisant que possible.

Examen du liquide retiré par la ponction. Dix centimètres cubes sont inoculés dans le péritoine d'un cobaye. — Le 1er octobre on le sacrifie, plus d'un mois après l'inoculation ; aucune lésion de tuberculose.

Examen cytologique. — Une partie du liquide restant est examinée sans être défibrinée, ni centrifugée. On y découvre de nombreux éléments cellulaires, dans lesquels prédominent les éléments mononucléés.

Après défibrination et centrifugation, on constate que les globules blancs et les globules rouges sont dans les proportions suivantes :

Leucocytes...... 70 %
Hématies....... 30 %

Par variétés, on trouve :

Lymphocytes.... 73 %
Mononucléaires. 11 %
Polynucléaires.. 16 %

Examen du sang. — L'hématimétrie du sang retiré par piqûre à la pulpe du doigt donne.

Leucocytes.. 8.000
Hématies.... 4.712.000

L'examen cytologique du sang permet d'affirmer que l'équilibre leucocytaire est normal : car on a :

Polynucléaires. 79 %
Lymphocytes.. 17 %
Mononucléaires 4 %

OBSERVATION XXIV (Résumée).

Syphilis. — Hydarthrose précoce du genou droit

Obs. VI. de la thèse de Pekle, recueillie par Cayla,
interne du service du professeur Fournier

L... Q, âgée de 24 ans, blanchisseuse, entre le 4 novembre

1886· Depuis un mois elle souffre du genou droit, mais ne s'est pas arrêtée de travailler. Peu à peu la gêne articulaire a augmenté, les mouvements de flexion devenaient impossibles.

Cette femme n'a jamais été malade, elle a eu 6 grossesses menées à terme en cinq ans, mais ses enfants sont tous morts à 7 ou 8 mois d'accidents convulsifs.

Elle se dit malade depuis les premiers jours du mois ; elle a vu survenir à ce moment, une éruption de roséole, on lui a trouvé des plaques muqueuses dans la bouche et aux parties génitales.

Avant, elle avait souffert de violents maux de tête.

Le genou droit a sa coloration normale, mais l'articulation est gonflée par un épanchement. La douleur s'accuse surtout pendant les mouvements provoqués.

Traitement : repos, gouttière, vésicatoire, frictions mercurielles.

Après 8 jours, l'épanchement a disparu presque entièrement. Elle se lève, puis quelques jours après, sans cause, elle est reprise de douleurs, l'articulation se tuméfie de nouveau. L'épanchement reparaît.

Traitement : Pilule de proto-iodure de mercure de 0.05 centigr. et 1 gr. d'iodure de potassium.

Au bout de quelques jours, il ne reste plus qu'une légère douleur et un peu de raideur du genou.

OBSERVATION XXV (*Résumée*).

Chancre de la gencive. — Hydarthrose précoce du genou gauche

Obs. V de la thèse de Pekle, recueillie par Cayla interne dans le service du professeur Fournier

J. B. F., 40 ans, homme de peine, entré le 6 octobre 1886.

On ne note aucun antécédent pathologique, n'a jamais eu de rhumatismes. Il entre à l'hôpital pour un chancre induré de la gencive, occupant l'étendue comprise entre la 1re incisive gauche et la canine. Il existe une adénopathie sous maxillaire dure et indolente. La lésion a déterminé de la periostite alvéolo-dentaire douloureuse. Le chancre a débuté 15 jours avant l'entrée du malade. Le malade est soumis au traitement mercuriel dès son entrée.

Le 5 novembre, le malade raconte que la veille, se promenant dans la salle, il a ressenti brusquement une violente douleur dans le genou gauche. Pendant toute la nuit il a souffert.

Le genou gauche est tuméfié, sans rougeur ; les culs-de-sac sous tricipitaux se dessinent en relief, la palpation est douloureuse, l'articulation est le siège d'un épanchement notable. Aucune autre articulation n'est atteinte

On constate l'existence de 3 papules sur le prépuce et dans la région inguinale droite.

Le 11 novembre le malade est beaucoup mieux, il conserve encore un peu de liquide. La marche est facile, il ne souffre que dans la flexion forcée du membre.

OBSERVATION XXVI

Syphilis. — Hydarthrose double précoce

*Obs. II de Gouget. — Annales de dermatologie et de syphili-
graphie, n° 3. 25 mars. 1889. p. 184*

B... Clémentine. 22 ans. domestique, entre le 7 avril 1888, salle Henri IV.

Bons antécédents héréditaires. pas de rhumatismes. Rougeole à 2 ans.

Actuellement 2 chancres indurés des grandes lèvres en voie de cicatrisation. La malade les fait remonter à 1 mois et 1/2 environ. Roséole confluente, quelques syphilides vulvaires et linguales. Alopexie. Céphalée.

La malade se trouvait dans le service depuis plusieurs jours, lorsqu'elle accusa une légère gène dans les genoux. Ceux-ci avaient conservé leur coloration normale. mais ils se montraient un peu augmentés de volume et les dépressions de chaque côté de la rotule étaient en partie effacées.

Au palper, épanchement bilatéral. de quantité notable. Pas de sensibilité à la pression : rien aux autres articulations.

Soumise au traitement mixte. l'épanchement se résorbe et la malade quitte l'hôpital au bout d'une dizaine de jours.

OBSERVATION XXVII

Chancre induré exanthème maculo-papuleux. — Hydarthrose du genou droit

*Observ. III du mémoire de Trost. (Wien. med. Woch., n° 15,
1889, p. 537)*

En 1886. blennorrhagie. en décembre 1887, chancre induré qui fut guéri en janvier 1888 à l'hôpital Rodolphe.

De 14 à 18 jours après. éruption généralisée.

Actuellement, on voit la cicatrice du chancre dans le sillon balano-préputial des plaques muqueuses tonsillaires.

Il existe un engorgement ganglionnaire inguinal. Traitement hydrargyrique et attouchement des amygdales.

14 avril. — Les pilules sont suspendues à la suite de diarrhée.

18 avril. — A dater de ce jour les pilules sont reprises.

26 avril. — Douleurs dans le genou droit qui rendent la marche impossible. Il n'y a rien à l'inspection.

28 avril. — Gonflement du genou droit. Fluctuation nette. Ballottement rotulien. Pas de fièvre.

30 avril. — Depuis hier au soir, le malade se plaint de douleurs dans la hanche et dans l'articulation astragalienne droite sans aucun changement extérieur apparent.

2 mai. — L'exanthème continue.

6 mai. — On ajoute au traitement IK. 0,50 centigr. par jour.

7 mai. — L'éruption disparaît.

12 mai. — Il n'y a plus qu'un léger exsudat dans le genou droit.

18 mai. — L'épanchement a complètement disparu, les mouvements sont libres, il n'y a plus de douleurs.

21 mai. — Le malade sort guéri.

OBSERVATION XXVIII

Syphilis secondaire. — Hydarthrose du genou droit

Obs. de Cayla. (Ibid.)

Blanchisseuse, 54 ans, fille de rhumatisants. Accidents secondaires en mai. En août, douleur modérée du genou droit. gonflement.

A son entrée, en septembre. Gouttière et frictions mercurielles sur le genou. Après 8 jours, l'épanchement a disparu presque entièrement. La malade se lève, et est reprise de douleurs. Compression ouatée. Amélioration rapide.

OBSERVATION XXIX

Syphilis secondaire   — Hydarthrose du genou droit

Obs. de Vinay. Ann. de Derm. et de syph., t. X., p. 935. 1879-80.

Dévideuse, 26 ans ; pas d'antécédents rhumatismaux. Chancres en janvier. Syphilides cutanées en mai. Au commencement de juin, douleur assez vive et épanchement dans le genou droit. Temp. 38°.

Traitement mixte. La malade sort au bout de 12 jours, améliorée, mais rentre 8 jours après, le 7 juillet avec aggravation du côté du genou et tuméfaction douloureuse de la gaine des extenseurs des orteils. Sort guérie le 19 juillet.

B. — PÉRIODE TERTIAIRE

A côté des manifestations articulaires qui surviennent à une époque plus ou moins précoce de la période secondaire de la syphilis, se placent les arthropathies dites de la période tertiaire. Elles ont des caractères qui leur sont propres, se distinguant surtout des autres par leur apparition plutôt tardive. par la coexistence d'accidents qu'on est convenu d'attribuer à la période tertiaire de la syphilis et surtout par l'intensité des lésions dont le résultat, sur les articulations comme sur tous les autres tissus de l'organisme, est de désorganiser et de détruire. La syphilis secondaire « léchait » les articulations, la syphilis tertiaire les « mord » profondément.

Pour les arthropathies étudiées précédemment, nous n'avons pu nous étendre sur les caractères anatomo-pathologiques, faute de documents. Les symptômes cédant rapidement sous l'influence du traitement, l'affection disparaissant sans laisser de trace et aucune autopsie n'ayant été faite pendant les poussées articulaires, nous avons dû nous borner à quelques hypothèses vraisemblables, au moins nous le croyons, mais nullement vérifiées jusqu'à ce jour.

Pour les arthropathies de la période tertiaire, les choses sont différentes ; les lésions sont nettement destructives et la syphilis marque son empreinte indélébile sur les parties constituantes de l'articulation.

Plusieurs autopsies ont été faites tant en France qu'à l'étranger, qui ont permis d'observer, pièces en main, la nature et l'étendue des lésions.

Il en résulte que l'étude de ces arthropathies tertiaires est

plus facile, car nous sommes beaucoup plus documentés sur
elles.

Confondues autrefois avec les arthropathies de la période
secondaire, elles en furent séparées par Richet qui en fit dans
son mémoire de 1853 une étude approfondie. Frappé des
ressemblances cliniques qui existent entre certaines de ces
arthropathies tertiaires syphilitiques et les tumeurs blanches
tuberculeuses, il les décrivit sous le nom de *tumeurs blanches
syphilitiques*.

« La syphilis, écrit-il, peut seule déterminer l'apparition
» de synovites et d'ostéites articulaires contenant une variété
» importante de tumeurs blanches chez des individus ne pré-
» sentant d'ailleurs aucun caractère scrofuleux ». Il en distingue
deux variétés, la synovite et l'ostéo-synovite suivant que la
synoviale ou les extrémités osseuses sont d'abord atteintes.

Ricord, puis Panas n'admettent pas que la syphilis puisse
engendrer des tumeurs blanches semblables à celles que produit la tuberculose.

Bouilly quelques années plus tard (1878) fait une remarque
fort importante. Pour lui « la synovite syphilitique tertiaire
» succède toujours à la production d'un tissu gommeux dans le
» tissu cellulaire périsynovial, soit au genoux de chaque côté du
» ligament rotulien, siège de prédilection, soit au coude de
» chaque côté du tendon du triceps. La lésion primitive n'est
» pas synoviale, mais périsynoviale. La synoviale secondaire-
» ment irritée, secrète et ce que l'on a décrit sous le nom
» d'arthropathie syphilitique tertiaire se trouve constitué ».

Lancereaux, en 1873, fait la première autopsie (en France)
d'arthropathie syphilitique, il montre qu'autour de la synoviale, peuvent se faire des dépôts gommeux, des infiltrations
gommeuses.

Ricord, dans la critique qu'il fit des tumeurs blanches
syphilitiques de Richet donnait parmi des arguments le suivant « cette diathèse ayant porté plus spécialement son action
» sur le tissu compact et presque jamais sur le tissu spon-
» gieux et comme les extrémités articulaires sont presque exclu-

» sivement constituées par ce dernier élément, il n'est pas
» étonnant que l'on y rencontre presque jamais l'ostéite syphi-
» litique ».

En 1879, Gaucher montra avec raison combien est fréquente la localisation épiphysaire dans la syphilis osseuse ; il insista sur les gommes épiphysaires et nous aurons l'occasion de montrer que le plus grand nombre des arthropathies syphilitiques tertiaires reconnaissent pour cause un point d'ostéite syphilitique épiphysaire, une épiphysite gommeuse. Le professeur Fournier admet la ressemblance que Richet avait vu entre les tumeurs blanches tuberculeuses et syphilitiques, mais il met un correctif pour bien montrer qu'il n'y a là qu'une ressemblance d'aspect, la nature, l'évolution étant très différentes, et il donne à ces arthropathies le nom de *pseudo-tumeurs blanches syphilitiques*.

C'est sous ce nom que Dureuil en 1880 publie un certain nombre d'observations recueillies dans le service du professeur Fournier.

Deux ans plus tard, 1882, Méricamp écrit sa thèse sur les arthropathies syphilitiques tertiaires et relate une deuxième autopsie de cette affection, arthropathie à début osseux, ou ostéo-arthropathie.

Il distingue 3 formes de manifestations articulaires tertiaires :

a). Des arthropathies caractérisées par des infiltrations gommeuses périsynoviales, c'est un cas de cette variété dont Lancereaux a rapporté l'autopsie.

b). Des arthropathies à début osseux, caractérisées par une lésions des extrémités osseuses (épiphysite), tous les éléments fondamentaux de l'articulation (les cartilages articulaires exceptés) restant intacts. C'est cette forme que Fournier appelle pseudo-tumeur blanche et dont Méricamp a fait une autopsie.

c). Des arthropathies déformantes qui seraient suivant Méricamp, propres à la syphilis héréditaire.

Gangolphe qui a bien étudié l'anatomie pathologique de ces arthropathies tertiaires, n'admet que la seconde forme de Méricamp l'ostéo-arthropathie.

Pour nous, nous décrirons deux formes d'arthropathies tertiaires :

1°. La forme ostéo-cartilagineuse ou pseudo-tumeur blanche de Fournier, *ostéo-chondro-arthropathie*. Nous l'appelons ainsi, parce que dans la majorité des cas, le revêtement cartilagineux qui tapisse l'extrémité articulaire osseuse est pris avec elle. Les auteurs allemands croient que dans quelques cas le début peut être cartilagineux et ils décrivent une « chondro-arthroïtis ».

2° La forme périsynoviale ou *périsynovite gommeuse* due à l'infiltration gommeuse périsynoviale et bien décrite par Lancereaux.

La 3ᵉ variété de Méricamp ou arthropathie déformante, étant particulière à l'hérédo-syphilis sera décrite plus loin avec les manifestations articulaires de la syphilis héréditaire.

1° *Ostéo-chondro-arthropathies tertiaires*

(Pseudo-tumeurs blanches, de Fournier)

Ces arthropathies sont caractérisées par des lésions des extrémités osseuses, tous les éléments fondamentaux de l'articulation (les cartilages articulaires exceptés) restant intacts ; d'où le nom d'ostéo-chondro-arthropathies par lequel nous les désignons. Ces lésions osseuses entraînent très fréquemment l'augmentation de volume des extrémités articulaires (ostéo-arthropathie-hyperostosique de quelques auteurs), en outre par irritation de voisinage la synoviale articulaire devient le siège d'un épanchement liquide (hydarthrose tertiaire).

Fréquence.— Cette forme d'arthropathie est moins rare qu'on ne le pense. Elles sont bien souvent rapportées à d'autres causes que la syphilis. Dans sa statistique de ville, le professeur Fournier, sur un total de près de 5.000 sujets affectés d'accidents syphilitiques de tout ordre, n'en trouve que 30 ayant offert des symptômes de syphilis articulaire (24 hommes et 6 femmes) » mais j'ai conscience, ajoute le savant » professeur, que ce nombre est au-dessous, bien au-dessous de » la réalité des choses, et qu'il devrait être majoré ».

Dates d'apparition.— Ces arthropathies apparaissent plus ou moins tardivement de 5 à 37 ans après le chancre initial. Voici pour 28 cas, le résultat de la statistique personnelle du professeur Fournier.

2e année	3	cas
3e »	5	»
4e »	1	»
5e »	1	»
6e »	3	»
7e »	1	»
8e »	1	»
9e »	1	»
11e »	1	»
13e »	1	»
14e »	2	»
15e »	1	»
17e »	1	»
18e »	1	»
22e »	1	»
24e »	1	»
37e »	1	»
TOTAL.	28	cas

C'est-à-dire 18 cas de la 2e à la 10e année et 9 cas de la 10e à la 24e.

C'est surtout de la 8e à la 20e année qu'on voit survenir les accidents articulaires tertiaires.

Localisation. — Toutes les articulations (même celles du Rachis) peuvent être le siège d'arthropathie tertiaire. Mais les *trois cinquièmes* de ces arthropathies s'observent sur le *genou*. Sur 51 cas le professeur Fournier a observé :

Genou	29	cas
Coude	4	»
Epaule	3	»
Poignet.	2	»
Hanche.	2	»
Tibio-tarsienne	2	»

Tarse.	1 »
Doigts ou orteils.	3 »
Art. sterno-claviculaire. . .	2 »
Art. temporo-maxillaire. . .	2 »
Art. de vert.-cervicales. . .	1 »
Total.	51 cas

Certains auteurs (Defontaine) donnent comme cause prédisposante à la production de ces arthropathies une atteinte de syphilis articulaire antérieure, la fatigue particulière d'une articulation. Un traumatisme, comme pour la tuberculose, peut provoquer la localisation, comme dans l'observation suivante :

Observation XXX

Syphilis ignorée. — Arthropathie tertiaire du coude droit survenant un mois après un traumatisme.

Obs. de Percy]Paton. Brith. med. Journ.. 1903, p. 1389.

Un homme de 40 ans. avait reçu un coup sur le coude droit, un mois avant d'être examiné. Lorsqu'on le vit. il avait un gonflement mou de chaque côté de l'olécrâne, de la limitation des mouvements, et un peu de douleur ; pas d'épanchement appréciable dans l'articulation. On fit le diagnostic d'arthrite traumatique et on le traita par l'immobilisation sur une attelle. Au bout de 10 à 15 jours, aucun progrès ; on pensa alors à une tumeur blanche et on le traita pour cette affection. Bientôt le gonflement périolécrânien augmenta et se ramollit encore. On pensa alors à une collection liquide probablement purulente. Une petite incision laissa voir un tissu granuleux qui ne ressemblait pas à du tissu tuberculeux. C'est alors qu'on pensa à la syphilis. On lui donna de l'iodure, et, très rapidement, il s'améliora et retrouva presque totalement sa mobilité articulaire. On ne put trouver, comme stigmates de syphilis qu'une ou deux taches cutanées douteuses.

La femme serait plus souvent atteinte que l'homme, le genou droit plus fréquemment envahi que le gauche. Il y a souvent symétrie, arthropathie tertiaire des deux genoux.

Nous avons à dessein et de parti pris écarté de notre travail l'étude des manifestations syphilitiques qui ont pour localisation les articulations vertébrales : ceci pour plusieurs

raisons. C'est d'abord une localisation rare de la syphilis articulaire ; en outre l'importance des symptômes qu'on observe
dans ces arthropathies est entièrement due à la présence de
l'axe médullaire. En effet par les manifestations nerveuses
dont elles s'accompagnent, ces arthropathies intéressent plus
la neuropathologie que la médecine ou la chirurgie générale.
Nous dirons toutefois qu'il existe une forme qui par son ensemble symptomatique rappelle souvent de très près le mal
de Pott tuberculeux et à laquelle on a donné le nom de pseudomal de Pott syphilitique. Ces arthropaties se rencontrent surtout au niveau des vertèbres de la région cervicale, la où les
articulations permettent les mouvements les plus étendus.

Symptômes. — Le début est insidieux, lent, progressif et se
fait sans élévation thermique, ni réaction générale. Le plus
souvent, le malade ne vient consulter que parce que son genou
par exemple, augmente de volume ; or les lésions à ce moment
sont déjà plus avancées qu'elles ne paraissent.

On peut diviser l'évolution clinique de ces ostéo-chondro-
arthropathies en **3** périodes qui répondent assez bien aux
périodes anatomo-pathologiques que nous envisagerons plus
loin.

a). Dans la première période, il n'existe que des lésions
osseuses, il n'y a pas encore de réaction. C'est la période d'ostéite simple, *période douloureuse*.

b). Dans une deuxième période, se fait une réaction osseuse,
un travail de prolifération qui se caractérise cliniquement par
l'augmentation de volume de la ou des extrémités articulaires
malades. C'est la *période hyperostosique*. Le revêtement cartilagineux est atteint de chondrite.

c). Dans la troisième période ce sont les tissus de voisinage
qui réagissent à leur tour, c'est la propagation à la synoviale, cliniquement l'hydarthrose.

C'est la *période d'épanchement*. — Ce qui justifie en partie
l'appellation de Finger « chronische hypertrophische syphili-
tische synovitis ».

PREMIÈRE PÉRIODE. — *Ostéite*. — Cette période plus ou moins courte est uniquement caractérisée au point de vue clinique par la *douleur*.

Ces douleurs sont tantôt spontanées, nocturnes, tantôt elles n'existent que lorsqu'on exerce une pression sur les points malades. Les mouvements, la marche ne sont nullement entravés. L'examen de l'articulation permet seulement de constater qu'il existe un ou plusieurs points douloureux osseux.

Ces points osseux douloureux ne s'observent souvent que sur un seul des os qui concourent à former la jointure. Au coude c'est surtout au niveau de l'épicondyle, ou de l'épitrochlée qu'il faudra les chercher. Au genou on les rencontre de préférence soit aux condyles fémoraux, soit aux tubérosités tibiales, plus rarement, c'est la tête du péroné qui est prise. A l'articulation sterno-claviculaire, c'est toujours l'extrémité interne de la clavicule qui est douloureuse et augmentée de volume, le sternum est rarement atteint.

Deuxième période — *Hyperostose.* — Peu à peu toute l'extrémité articulaire, ou seulement la portion où siège la lésion, augmente de volume. Quand on examine un genou à cette période, on voit aisément, en comparant avec le côté sain que soit le fémur, soit le tibia, soit les deux os, sont augmentés de volume ; la rotule elle-même est souvent élargie, comme étalée. Comme la douleur, et en rapport avec elle, l'hyperostose n'occupe le plus souvent que l'extrémité d'un des os en présence. L'augmentation de volume de l'os est régulière, la partie osseuse est épaissie en masse, et l'on n'observe pas ces irrégularités bizarres que nous verrons dans les arthropathies déformantes de la syphilis héréditaire. L'hyperostose peut se prolonger plus ou moins loin sur la diaphyse de l'os, mais le plus souvent elle reste localisée à la région épiphysaire.

La palpation faite avec soin ne permet pas de sentir encore nettement d'épaississement de la synoviale ; *en aucun cas on ne perçoit de fongosités.* La peau qui recouvre l'articulation conserve son aspect normal. Les douleurs existent toujours peu intenses, surtout nocturnes. Les mouvements ne sont pas encore gênés.

TROISIÈME PÉRIODE. — *Hydarthrose*. — L'articulation augmente encore de volume. Cette augmentation n'est plus dûe à l'hyperostose, mais à l'épaississement de la synoviale et à la formation d'un épanchement à son intérieur.

C'est à cette période qu'on peut faire un rapprochement entre la tumeur blanche syphilitique et la tumeur blanche tuberculeuse. Lorsqu'on regarde un genou atteint d'ostéo-arthropathie à la période d'hydarthrose, on voit qu'il est globuleux, très augmenté de volume, surtout en haut, au niveau du cul-de-sac sous-tricipital. La cuisse comme la jambe paraissent par comparaison très amincies, et le membre prend l'aspect d'un fuseau, d'un gigot. La peau distendue est légèrement amincie et la circulation veineuse dessine à la surface un fin réseau bleuté.

La palpation permet de sentir les extrémités osseuses plus ou moins augmentées de volume, douloureuses en certains points ; en outre la main sent que la synoviale est épaissie en totalité. Quelquefois lorsque l'hydarthrose, ne recevant pas le traitement qui doit la faire cesser, dure longtemps, il se forme des épaississements localisés de la synoviale, épaississements qui peuvent se pédiculiser et donner naissance à des corps étrangers articulaires, comme on pourra le voir dans plusieurs observations.

Lorsque l'épanchement n'est pas très abondant, ce qui est la règle, on peut percevoir le choc rotulien.

Les mouvements sont naturellement limités, mais pas autant qu'on serait en droit de le penser. Il n'y a guère que dans l'extension ou la flexion forcée qu'on soit arrêté. C'est ce qui explique que lorsque le genou est atteint, le membre se place de lui-même en flexion légère et rotation en dehors, encore faut-il que l'épanchement soit assez abondant, car le plus souvent, l'arthropathie tertiaire ne donne pas lieu à des positions vicieuses. Cette absence de positions vicieuses et aussi l'absence d'ankylose précoce qui sont la règle dans la tumeur blanche

scrofuleuse sont deux bons signes en faveur de la nature spécifique de l'arthropathie. L'absence d'ankylose précoce est facile
à s'expliquer. Ce qui la provoque dans la tuberculose c'est
l'immobilité de la jointure malade, immobilité qui est com-
mandée par les douleurs continues et surtout violentes à chaque mouvement.

Or ici, c'est l'épanchement et l'hyperostose qui gênent les
mouvements, ce n'est pas la douleur qui est peu intense.

Il n'y a aucune mobilité anormale de l'articulation, les ligaments sont à peine distendus. *On ne sent pas de fongosité dans
l'articulation*.

Notons enfin que la plupart des sujets porteurs d'une ostéo-
arthropathie tertiaire sont amaigris, presque cachectiques par
suite d'insomnies dues aux douleurs ostéocopes, et qu'il est
fréquent d'observer d'autres manifestations syphilitiques tertiaires dont les plus fréquentes sont les gommes cutanées.

Il n'existe pas d'engorgement ganglionnaire dû à l'arthropathie.

Marche. — Durée. — Terminaison. — Contrairement aux
autres manifestations articulaires syphilitiques que nous avons
étudiées, l'ostéo-arthropathie tertiaire n'a aucune tendance à
guérir spontanément (Defontaine). Non traitée cette affection
peut durer des mois.

Traitée énergiquement avant l'apparition de l'épanchement,
elle guérit rapidement ; plus tard, le traitement agit plus lentement, à cause des désordres qui existent du côté de la synoviale et des cartilages et qui ne sont pas réparables.

Quoiqu'il en soit, plusieurs terminaisons sont possibles.

L'ankylose de l'articulation atteinte est discutée. Bouilly et
Lancereaux ne l'ont jamais vue ; J. Voisin a observé l'ankylose des 2 genoux. Defontaine ne l'admet pas.

La déformation de l'articulation est fréquente. Elle est due
au travail d'ostéite condensante dont les extrémités articulaires peuvent être le siège. Les épiphyses restent plus grosses
que celles du côté opposé même après la disparition de l'épanchement.

Deux terminaisons sont moins fréquentes, mais plus sérieuses : ce sont *la fracture spontanée, l'ouverture d'une gomme épiphysaire dans l'articulation*. Ce sont de véritables complications.

La fracture spontanée ne s'observe pas fréquemment, elle survient surtout quand l'ostéo-arthropathie siège sur une articulation à laquelle concourt des os de petite dimension, telle que l'articulation sterno-claviculaire. (Observation de Méricamp, de Gaucher et Coyon, de Dreschfeld).

La fracture spontanée, à l'encontre de ce qui se passe pour la déformation par hyperostose, est due à l'ostéite raréfiante qui compromet la solidité de l'os et favorise sa rupture. Il en résulte fréquemment une pseudarthrose.

L'ouverture d'une gomme épiphysaire dans l'articulation est encore une complication possible. On en trouve plusieurs observations dans le mémoire de Mauclaire, sur les arthrites suppurées dans la syphilis. Coulson, Middeldorff, Schuller, Bargioni, Heubner, Parrot, Fournier, Wegner, Taylor, Barlow en ont rapporté des exemples. C'est surtout chez l'enfant hérédosyphilitique que ces cas ont été observés.

Quand une gomme épiphysaire s'ouvre dans la synoviale articulaire, il se produit un épanchement suppuré de l'articulation.

Le pus mal lié, séro-purulent ne tarde pas à se faire jour au dehors par des trajets fistuleux, et c'est encore une difficulté de plus pour faire le diagnostic à cette période. C'est dans ces cas d'épanchement devenu purulent qu'on est quelquefois obligé de recourir à l'arthrotomie ou à la résection (Observ. LXXIII). (*Voir* Traitement).

Un cas de ce genre est rapporté dans le mémoire de Percy Paton et la pièce anatomique est conservée au St-Bartholomew's Museum n° 567 A.

Il s'agissait d'une gomme ayant envahi la synoviale en plusieurs places et s'accompagnant de grappes, de franges ; il y avait plusieurs onces (30 grammes) de matière gommeuse dans l'articulation,

OBSERVATIONS

Observation XXXI

Hydarthrose syphilitique tertiaire du genou gauche. — Gomme sous-cutanée de la région du genou.

Obs. de Verneuil (Gaz. hebdom. 1873, p. 22).

X...., garçon de 24 ans, entre dans mon service en avril 1873. pour une hydarthrose du genou gauche. Elle date de quinze jours environ et est survenue sans cause appréciable. ni fatigue, ni chute, ni contusion, ni refroidissement, ni rhumatisme. La douleur était nulle, les mouvements à peine gênés, le malade se plaignait seulement d'un peu de faiblesse. A la face interne du tibia gauche, existe une tuméfaction notable que le malade n'avait pas aperçue, bien que de temps en temps et tout récemment encore, il ressentit des douleurs en ce point. Sur l'autre jambe, on constate des cicatrices arrondies, brunâtres. indices certains de syphilides ulcéreuses guéries. Le malade niait la syphilis et reconnaissait seulement avoir eu un échauffement plusieurs années auparavant.

Je n'opposai à l'hydarthrose aucun traitement local. bien qu'elle fut assez considérable. Je n'imposai même pas le repos absolu de la jointure si indispensable à la cure de cette affection. Je me contentai d'instituer le traitement mixte ; protoiodure d'Hg le matin, iodure de potassium le soir. En moins de 10 jours, l'hydarthrose avait presque disparu Le malade sortit après vingt jours de traitement tout à fait guéri de son épanchement. Les douleurs vagues du tibia avaient également cessé.

Le diagnostic, posé dès le premier jour. se trouva donc justifié : il s'agissait en réalité d'une hydarthrose contemporaine des accidents tertiaires.

Observation XXXII

Syphilis. Ostéo arthropathie du coude gauche, de l'articulation sterno-claviculaire gauche (épiphysite gommeuse), de l'épaule gauche.

Obs. de Gaucher (France médicale 1879).

G. Félix, 29 ans, entré pour la première fois à la Pitié. en janvier 1878 (service de M. Polaillon). Il a été soigné pour un chancre à l'hôpital du Midi 4 ans auparavant. Depuis un mois, il est atteint d'une arthrite du coude gauche. Le coude est en 1/2 flexion et présente tous les caractères d'une tumeur blanche au début, mais on sent très nettement, que l'extrémité inférieure de l'humérus est notablement augmentée de volume. Il présente de plus une tuméfaction rouge non douloureuse de l'articulation sterno claviculaire gauche, siégeant presque exclusivement sur l'extrémité claviculaire. Ces accidents furent guéris en moins d'un mois par le traitement mixte. Le malade revient dans le service au mois de novembre. Maintenant c'est l'épaule gauche qui est atteinte, depuis deux mois environ. Il y a de la gêne articulaire, la pression est douloureuse au niveau de la tête de l'humérus qui est augmentée de volume. En outre on constate une paralysie complète du nerf oculo-moteur commun du côté droit. Par la palpation il est facile de sentir une gomme périostique de la voûte orbitaire de ce côté. Au bout d'un mois, le malade sort guéri de l'arthropathie scapulo-humérale par le mercure et IK.

OBSERVATION XXXIII

Ostéo arthropathie sterno-claviculaire gauche.

Obs. de Gaucher. (Ibid.)

Femme de 26 ans, chez laquelle, malgré ses dénégations, il y avait tout lieu d'admettre l'existence d'antécédents spécifiques (céphalée, perte de cheveux, ganglions cervicaux, etc.). Elle présentait au niveau de la tête de la clavicule gauche une tuméfaction rouge, un peu douloureuse avec amincissement de la peau qui était sur le point de s'ouvrir. Elle portait en même temps une gomme périostique sur la diaphyse de la clavicule droite et une autre assez volumineuse adhérente aux os de l'avant-bras du côté gauche. La guérison fut complète en 2 mois par le traitement mixte.

OBSERVATION XXXIV

Ostéo-arthropathie de l'articulation sterno-claviculaire droite (Epiphysite gommeuse)

Observ. de Gaucher (Ibid.)

Femme de 45 ans, blanchisseuse, dans le service de M. Polaillon à la Pitié, niant tout antécédent de syphilis, mais en présentant tous les signes probables, notamment douleurs ostéoscopes et ganglions cervicaux postérieurs. L'articulation sterno-claviculaire droite est atteinte de la même lésion que celle décrite précédemment. En outre, gomme périostique sur la partie moyenne de la 3e côte du côté droit. Cette femme fut guérie en un mois par le traitement mixte.

OBSERVATION XXXV

Ostéo-arthropathie de l'extrémité du fémur et hydarthros

*Obs. X de la thèse de Méricamp, communiquée par
M. Kirmisson (p. 62)*

Georges P..., âgé de 31 ans, conducteur de train, entre à Saint-Antoine, salle Dupuytren, le 9 décembre 1881.

Ce malade a constaté en 1874 un chancre du prépuce et a eu ensuite le cortège ordinaire des accidents secondaires de la syphilis. Lorsqu'il entre à l'hôpital, il ne se plaint que de son genou. Il raconte qu'il y éprouve des souffrances qui s'exagèrent la nuit, mais il n'y a pas d'arthrite ; les mouvements de l'articulation en effet ne sont ni douloureux, ni limités ; on peut tasser les extrémités articulaires sans provoquer de douleur; point de position fixe de la jointure; il existe néanmoins un peu de liquide dans l'articulation.

Mais la partie inférieure de la cuisse est arrondie et sa forme contraste avec la forme de la cuisse saine. A la palpation on sent que le fémur est augmenté de volume dans son tiers inférieur.

En présence de ces signes, M. Kirmisson diagnostique sans hésiter une affection syphilitique de l'os (périostite ou ostéite) retentissant sur la jointure et prescrit le traitement spécifique (iodure de potassium, 1 gramme (onctions mercurielles).

Cinq jours après, le malade accuse du mieux, mais il existe toujours un peu de liquide dans le genou.

17 décembre. — Le mieux s'accentue. Le malade monte facilement les escaliers, ce qu'il ne pouvait faire auparavant.

20 décembre. — La tuméfaction du fémur a presque entièrement disparu ; le 21, exeat, après 12 jours de traitement.

OBSERVATION XXXVI

Ostéo-arthropathie du tibia du côté droit. — Hydarthrose. — Gommes cutanées

*Obs. XI de la thèse de Méricamp (p. 63) due à l'obligeance de
Bouilly et recueillie par Mathieu*

Tr... Léontine. 38 ans, mécanicienne, entre à l'Hôtel Dieu, le 30 novembre 1880. salle Sainte-Marthe. Elle est manifestement tuberculeuse et nie tout antécédent syphilitique. Cependant, au moment de son entrée, on constate sur la face interne du tibia une ulcération qui a tous les caractères des ulcérations gommeuses.

De plus, le genou droit est tuméfié depuis quinze jours environ. Hydarthrose moyenne. Rotule soulevée par l'épanchement. Saillie des culs-de-sac au-dessus et au-dessous. Epaississement au niveau du cul-de-sac supérieur tricipital. A la partie supéro-interne du tibia, en avant de la tubérosité interne, est une zone de la dimension d'une pièce de un franc qui est très douloureuse à la pression.

L'extrémité supérieure du tibia est augmentée en totalité. Néanmoins. l'articulation est absolument indolente, même quand la malade marche.

En présence de ces symptômes, Bouilly conclut à une arthropathie syphilitique et prescrit le traitement mixte. (La malade indignée, paraît-il. d'avoir été soignée comme syphilitique avoue dans la suite n'avoir pris que l'iodure de potassium et pas les pilules). La malade quitte l'hôpital en décembre ; il n'existe plus de liquide dans le genou et l'ulcération gommeuse est cicatrisée.

OBSERVATION XXXVII

Syphilis tertiaire. — Ostéo-arthropathie de l'épaule gauche. — Fracture de la clavicule droite et d'une côte par ostéite gommeuse

Obs. de Dreschfeld. Med. Times and Gaz. Vol. II, 1881, *p*. **283.**

Homme de 36 ans. Chancre il y a 16 ans ; aucun symptôme depuis. Il y a six mois, tumeur au niveau de la clavicule droite, douleur dans la région cervicale gauche et surtout gêne à se servir du bras gauche, tellement l'épaule est raide et douloureuse. Depuis six semaines. apparition de deux tumeurs volumineuses, l'une au côté de la tête, l'autre au dos.

Entrée à l'hôpital le 12 février 1881. Maigreur très prononcée. Macules sur les membres inférieurs. Au crâne, à cinq centimètres au-dessus et en arrière de l'oreille droite. tumeur douloureuse arrondie, fluctuante entourée d'un bourrelet osseux saillant. Sur la clavicule droite à deux centimètres de l'extrémité sternale, tumeur globuleuse du volume d'une orange, indolente et survenue sans cause appréciable, sans traumatisme ; le palper fait percevoir une sensation de crépitation. Il semble même qu'on sente l'extrémité d'un fragment. Induration diffuse de tout le sterno-mastoïdien gauche et épaississement profond le long de son bord postérieur. Ankylose incomplète de l'articulation scapulo humérale gauche, mouvements presque supprimés.

En arrière, au niveau de la 1re côte, tumeur élastique limitée, crépitante à la palpation, emphysème. fracture de côte.

Chapelet ganglionnaire inguinal et cervical.

Traitement anti-syphilitique énergique, diminution des accidents ; 8 mars, retour des mouvements du bras.

13 mars, guérison complète.

OBSERVATION XXXIX

Arthropathie sterno claviculaire

Obs. communiquée par E. Gaucher (France médicale,
1879, p. 469).

Louise C.., âgée de 35 à 40 ans sans profession, entre à Lourcine,
salle Saint-Bruno. n° 30, service de M. Th. Auger (juin 1877)
pour un chancre du mont de Vénus du côté gauche. déjà soignée
en ville depuis un mois et qui est tellement lent à se cicatriser
qu'on songe pendant quelque temps à un épithélioma.

Cette malade n'a présenté pendant tout son séjour à l'hôpital
aucune manifestation secondaire. ni roséole, ni plaques muqueuses, ni les fissures ulcéreuses de la peau désignées impropre-
ment sous le nom de psoriasis palmaire. Traitement mercuriel
simple d'abord.

Vers la fin d'août 1877, l'articulation sterno-claviculaire gauche
commence à se tuméfier. Tuméfaction avec rougeur. Douleur très
légère. Traitement mercuriel, IK, emplâtre de Vigo.

A la fin de septembre, la tuméfaction n'existait plus et toute
trace d'inflammation avait disparu. Au mois de mars de l'année
suivante, M. E. Gaucher a revu la malade à l'hôpital de La Pitié.
où elle est entrée pour des fibromes sous-péritonéaux.

Elle ne portait aucune trace de l'arthropathie ancienne.

OBSERVATION XL

Ostéo-arthropathie tertiaire du genou gauche. — Hyperostose du tiers inférieur du tibia. — Hyperostose gommeuse orbitaire. — Cicatrices de syphilides ulcéreuses.

Obs. communiquée par T. Barthélémy in thèse Defontaine
(Obs. I).

R. Julien, 25 ans, bijoutier, entre le 31 mai 1877 à l'hôpital
Saint-Louis dans le service de M. Fournier.

Ses parents sont bien portants, lui n'a eu dans son enfance que
la gourme. A 18 ans 1/2, il eut un chancre qui fut soigné au Midi,
puis à Saint-Louis ; il en fut guéri en 3 mois. Ce chancre a détruit
le frein et a causé une perte de substance d'une petite portion de
la couronne du gland. Presque aussitôt après, survinrent des
syphilides ulcéreuses sur les jambes. le tronc, la face où elles ont
laissé des cicatrices assez grandes, ovalaires et présentant tous les
caractères de celles de ce genre.

Après la cicatrisation des ulcérations qui eut lieu en 2 mois 1/2 à 3 mois (dix mois après son chancre) le voile du palais fut atteint et perforé. Cette perforation s'agrandit si rapidement qu'en un mois 1/2, le voile était complètement détruit.

A partir de ce moment, le malade eut à diverses reprises des douleurs dans les membres, au niveau de la malléole interne droite et quelques syphilides cutanées.

Trois fois déjà, il avait été arrêté par l'affection du genou qu'il présente encore aujourd'hui ; il en souffrait, le genou se tuméfiait et chaque fois, il fut au Midi ou à Saint-Louis, soumis à l'IK qui le guérissait facilement. La première fois que pareil accident survint, c'est dans les six premiers mois qui ont suivi son chancre.

Voilà un an qu'il a quitté l'hôpital pour la dernière fois.

Il y a un mois, il a commencé de nouveau à souffrir du genou gauche et de la jambe droite. Les douleurs étaient surtout fortes à partir de 5 heures du soir et duraient une bonne partie de la nuit, puis la marche est devenue plus difficile et le genou peu à peu est devenu très gros. En même temps tuméfaction notable au niveau de la partie externe du rebord orbitaire gauche ; épaississement très appréciable de l'os avec douleur à la pression.

La malléole interne et presque la moitié supérieure du tibia sont aussi augmentées de volume, très douloureuses à la pression et pendant les mouvements. C'est une hyperostose très accentuée donnant à la circonférence malléolaire deux centimètres de plus de ce côté.

Quant au genou gauche, il est très gros, très distendu. Le cul-de-sac synovial est soulevé par une grande quantité de liquide ; en ce point on voit en outre une saillie arrondie qui contraste avec l'amaigrissement de la cuisse dont les muscles sont moins épais et plus flasques que de l'autre côté. Par la palpation, il est facile de s'assurer que l'articulation est le siège d'un épanchement considérable. Les mouvements ne sont pas très douloureux, mais la pression de la rotule l'est notablement. (Traitement : IK 4 grammes, vésicatoire sur le genou).

11 juin. — L'amélioration est considérable. Une compression faite sur le genou a complété le traitement. L'exostose a aussi beaucoup diminué. L'hydarthrose a disparu, mais il reste une altération des surfaces articulaires déterminant des frottements et des craquements dans les mouvements.

Observation XLI

Gomme juxta-articulaire de la clavicule. Ostéo arthropathie sterno claviculaire.

Obs. XIV de la thèse Defontaine. (p. 94).

D..., 64 ans, mécanicien. En 1857, chute des cheveux, après

avoir pris une maladie vénérienne avec poulain et chancre au bout
de la verge. Quelques boutons au front; chute de la barbe. Il
tient le levier de sa machine avec le bras gauche qui fatigue beaucoup.

Il y a 4 ou 5 mois, il a ressenti de la douleur au niveau de l'articulation sterno-claviculaire qui est devenue de plus en plus malade. Actuellement (4 avril 1882), on trouve au niveau de l'extrémité interne de la clavicule gauche, la peau intacte faisant saillie
en forme de tumeur allongée et mal limitée en dehors. A la
palpation, on voit qu'il existe une saillie notable de l'extrémité
interne de la clavicule qui a 3 centimètres de hauteur. En avant
de cette saillie dure et anguleuse, formée par l'extrémité interne
de la clavicule, se trouve une surface fluctuante qui mesure 3 centimètres de diamètre vertical et horizontal et paraît due à un
épanchement liquide dans l'articulation sterno-claviculaire dont la
synoviale serait considérablement distendue. Les mouvements du
bras sont conservés, mais douloureux.

Traitement : Frictions quotidiennes avec 4 grammes d'onguent
napolitain et 2 grammes d'iodure de potassium.

Le 26 avril, le malade souffre bien moins, mais l'état de l'articulation n'est que peu amélioré.

Le 27 novembre, il ne reste plus de collection, l'épanchement est
résorbé. La tête claviculaire est encore un peu grosse.

OBSERVATION XLII

Ostéo-arthropathie du coude droit

Obs. de R. Falkson. (*Berlin. Klin. Woch*, n° 25, *juin* 1883, *p.* 375).

A l'âge de six ans, l'enfant fut avec son père, sa mère et sa sœur,
traité pour la syphilis. La mère mourut au bout de 15 jours. Le
père, après s'être remarié (et avoir eu 3 nouveaux enfants dont 2
sont vivants) a succombé à une affection pulmonaire.

Pendant 6 ans, l'enfant jouit d'une santé parfaite. Il y a 4 ans, à
l'âge de 12 ans, il vit à la suite d'une contusion, se développer un
épaississement du tibia droit. Enfin en août 1882, début de tuméfaction au coude. En janvier 1883, les dents sont normales, on ne
trouve aucune cicatrice suspecte. Le tibia droit, très augmenté de
volume dans ses 2/3 supérieurs est en outre de 2 cm. plus long que
le gauche, tandis que les 2 péronés sont de même longueur.

Le membre supérieur droit est atrophié ; la circonférence bra-
chiale compte 2 cm. de moins qu'à gauche. Les mouvements de
l'épaule sont libres, mais s'accompagnent de crépitation. Le condyle huméral externe a un volume de 1 cm. plus considérable que

le gauche. Il est très douloureux à la pression. Le coude est fléchi à angle droit. La pronation, la supination sont douloureuses et s'accompagnent de craquements. Par le traitement (frictions mercurielles) tout a disparu.

OBSERVATION XLIII
Ostéo-arthropathie du coude droit

Obs. de R. Falkson (Berlin.Klin. Woch n° 25, juin 1883, p. 375).

Homme de 34 ans, chancre préputial en 1870, suivi d'aucune manifestation secondaire.

En octobre 1881, gomme du conduit nasal droit, ulcération du voile du palais. Tuméfaction du côté externe de l'articulation huméro-cubitale droite. Examen en avril 1882. Polyadénite indolente. Tuméfaction du condyle huméral externe qui a presque le double de son volume normal et une consistance intermédiaire entre celle de l'os et celle d'une gomme. Intégrité et mobilité de la peau sus-jacente. Un peu de gonflement de la capsule sur les côtés de l'olécrâne. Il n'y a pas d'épanchement. Le coude, dans la flexion à 100°, ne peut être ni complètement fléchi, ni complètement étendu. Les mouvements de l'articulation radio-humérale sont normaux, mais accompagnés de crépitation.

Traitement : Frictions mercurielles et mobilisation.

Au bout de 30 frictions, le malade était complètement guéri.

OBSERVATION XLIV
Ostéo-arthropathie du coude droit

Obs. de Morel Lavallée. (Union médicale, 3 mai 1888, p. 696)

B... Pierre, 25 ans, plombier, entre le 14 janvier 1888. Il a eu 2 chancres indurés en octobre 1883. 2 mois après, éruption secondaire. 1884-85. Plaques muqueuses par intervalles, éruption cutanée pendant 15 jours.

Octobre 1887. — Syphilides tuberculeuses discrètes à l'épaule.

Novembre. — Douleurs de plus en plus vives dans les mouvements du coude droit ; bientôt elles persistent même au repos, surtout la nuit ; puis le coude se tuméfie, et l'impotence fonctionnelle s'accentue.

15 janvier 1888. — Intumescence fusiforme du coude droit, les lésions portent exclusivement sur l'extrémité supérieure du cubitus ; le radius et le cubitus n'ont rien.

Mouvements de pronation et supination possibles, mouvements d'extension et de flexion bridés et oscillant aux environs de la demi-flexion. On peut sentir butter les saillies hypertrophiées du cubitus à l'entrée des cavités inféro-humérales.

Pas d'autres exostoses : pas de céphalalgie ; aucune autre lésion syphilitique.

3 février. — Syphilides érosives discrètes de la rainure glando-préputiale. La diminution progressive du cubitus est aujourd'hui tellement accentuée que la palpation et la pression ne perçoivent plus de saillies anormales ; seulement l'extension complète n'est pas encore possible.

14 février. — Extension actuellement parfaite, mais la portion postéro-supérieure du cubitus reste gonflée et convexe au lieu d'être rectiligne et anguleuse.

Observation XLV (*résumée*).

Syphilides.— Arthralgies.— Synovites subaigües des deux genoux et des deux coudes. Périostoses crâniennes. Hydarthrose du genou droit. Pseudo tumeur blanche des deux coudes.

Obs. recueillie dans le service du Dr Danlos, par Herrenschmidt, interne du service. — Annales de dermatologie et de syphiligraphie (12 novembre 1896, page 1322).

B... Charles, 34 ans, musicien, entre le 4 novembre 1896 à Hillairet. Il ne présente aucun antécédent syphilitique dans ses ascendants. Il a eu la rougeole à 5 ans ; de 23 à 27 ans a vécu avec une femme dont il a eu 4 enfants dont 2 sont morts d'athrepsie. En 1894, blennorrhagie ayant duré un mois et demi.

Début. — Entre à Saint-Louis en février 1895. A cette époque, syphilides papulo-tuberculeuses, acnéiques, ecthyma, périostose pariétale ; pas de plaques muqueuses, pas de syphilis palmaire ou plantaire, pas de céphalée, ni d'alopécie. La recherche de l'accident primitif reste sans résultat.

Pendant son séjour à Saint-Louis, se déclarent des céphalées nocturnes très intenses, des arthralgies des 2 genoux et des 2 coudes suivies de tuméfaction et d'hydarthrose. Les lésions ont toujours été prédominantes à droite.

Soigné par les frictions mercurielles et l'iodure de potassium, il part au mois de juin pour Vincennes presque guéri.

Pendant 4 mois, le malade se porte bien.

En octobre 1896, il revient à Hillairet pour son coude droit, tuméfaction considérable de la région, ressemblant, dit le malade aux lésions actuelles. — Traitement: frictions IK et bains sulfureux. A sa sortie, le bras pouvait s'étendre presque complètement.

En janvier 1896, revient à Hillairet pour une gomme localisée à la tête du péroné droit et au creux poplité. Reste un mois à l'hôpital.

Depuis. le malade n'a éprouvé que de temps à autre quelques douleurs articulaires cédant en quelques jours à IK.

Depuis juillet 1896, le coude droit s'est tuméfié lentement et progressivement ; les mouvements se sont limités de plus en plus. Depuis les derniers jours d'octobre le genou et le coude gauches se prennent à leur tour et décident le malade à revenir à Saint-Louis, le 5 novembre 1896.

Etat actuel. — 8 novembre 1896.

1° Lésions cutanées. — Cicatrices d'ecthyma aux membres inférieurs, aux fesses, aux lombes, au dos. En outre, 3 cicatrices de la dimension de la paume de la main, 2 à la cuisse et à la fesse gauches, on y voit actuellement des ulcérations à bords peu élevés, reposant sur une induration très superficielle et entourées d'une zone inflammatoire bien marquée à la fesse surtout. La 3e cicatrice siège au creux poplité droit, les ulcérations y sont plus indurées et plus profondes, et donnent plutôt l'idée d'une gomme que celle de l'ecthyma. Aucune plaque muqueuse, pas d'alopécie.

2°. Lésions osseuses et articulaires. — A la tête, le malade présente deux périostoses de la dimension d'une pièce de 5 francs, l'une au niveau de la bosse pariétale droite, l'autre de la bosse frontale du même côté. Leur centre est fluctuant : elles sont cerclées d'un bourrelet léger ; elles sont douloureuses.

Coude droit. — L'avant-bras est à angle droit sur le bras, l'articulation est globuleuse et cette déformation frappe d'autant plus qu'il y a une atrophie considérable des muscles du bras. Les muscles de l'avant-bras sont moins atrophiés. Cette tuméfaction blanche est sillonnée de quelques veinosités ; la température locale y est plus élevée. A la palpation, intégrité du radius et du cubitus ; toutes les lésions portent sur l'épiphyse inférieure de l'humérus, et tandis que l'épitrochlée est à peine tuméfiée, il existe à la partie postéro-externe de l'articulation une saillie osseuse du volume d'une mandarine, qui semble dépendre de l'épicondyle. Cette saillie masque en arrière l'articulation radio humérale. Autour de cette saillie, léger empâtement des parties molles ; un peu fluctuant par places et éveillant plutôt l'idée d'une hydarthrose que de fongosités.

Pas de douleurs spontanées. Les douleurs provoquées par la palpation sont tolérables, sauf au point central de la tuméfaction où le contact du doigt provoque une douleur très vive.

Les mouvements de flexion et extension sont limités à un angle de 10 à 12° et sont moins entravés par la douleur que par un obstacle mécanique.

Les mouvements de pronation et de supination sont presque complètement conservés, ils déterminent une crépitation perceptible au niveau de la tête radiale. Ganglions épitrochléens augmentés de volume.

Coude gauche. — Tuméfaction au niveau de l'olécrâne.

La palpation montre que le radius et l'humérus sont sains ; la tuméfaction est uniquement développée aux dépens de l'olécrâne, elle est du volume d'une grosse noix et présente un point central déprimé où existe de la fluctuation et de la douleur.

Seule l'extension est entravée. Pas de ganglion épitrochléen. L'atrophie musculaire est moins marquée que du côté opposé.

Main gauche. — Tuméfaction de la face dorsale au niveau du premier métacarpien. La palpation permet de constater une hyperthrophie générale du premier métacarpien, mais prédominante, en son milieu et donnant ainsi l'idée d'un fuseau.

Les mouvements de l'articulation métacarpo-phalangienne sont douloureux, ceux de l'articulation médio-phalangienne sont libres. Le malade peut fermer le poing, mais ne peut le serrer à cause de la douleur et de l'atrophie musculaire.

Genou droit. — Tuméfaction générale de l'articulation surtout à sa face interne. A la palpation, point douloureux sur le bord inférieur du condyle interne. Un peu d'hydarthrose. Les mouvements sont conservés, mais gênés par la douleur ; pas de crépitation. Un peu d'atrophie des muscles de la cuisse. Traitement : deux, puis trois cuillerées à soupe d'un sirop contenant par cuillerée 1 centigramme de bi-iodure et 2 grammes d'iodure.

OBSERVATION XLVI

Périostite circonscrite de l'extrémité inférieure du fémur Hydarthrose du genou gauche

(*Observ. communiquée par M. Kirmisson, publiée dans la thèse de Méricamp, p. 37*)

Nicolas M..., 65 ans, chauffeur, entre le 11 novembre 1881, à l'hôpital Saint-Antoine, salle Dupuytren, n° 1, service de M Kirmisson. Ce malade avait eu il y a 37 ans (à l'âge de 28 ans), un chancre du gland qui n'a pas laissé de traces. Il prétend n'avoir éprouvé aucun accident secondaire : toutefois, il raconte qu'en 1866, il a eu sept ou huit clous, placés en différents endroits, dans le pli de l'aine, au scrotum, à l'anus,

Au mois de mai dernier, il ressentit pendant plusieurs jours des douleurs sourdes dans le genou gauche, puis il vit ses articulations augmenter progressivement de volume. Les douleurs persistaient plus marquées la nuit que le jour.

Aujourd'hui, le genou est plus volumineux que jamais. On observe surtout un développement considérable du cul-de-sac supérieur de la synoviale, qui contraste avec la dépression située de chaque côté du tendon rotulien, mais pas d'attitude fixe. Tous les mouvements sont conservés, et les mouvements spontanés comme les mouvements provoqués sont à peine douloureux.

La palpation permet de reconnaître la présence d'une certaine quantité de liquide et la main exploratrice perçoit une sensation de mollesse qui permet de faire croire à la présence de fongosités.

Pas de corps étrangers appréciables.

La pression permet de constater un point très douloureux sur l'extrémité inférieure du fémur, au côté externe, au niveau du point de réflexion supérieur de la synoviale.

En outre, il y a treize jours environ, sur le côté externe et supérieur de la jambe gauche, à trois travers de doigt au-dessus de la partie supérieure du tibia, ce malade vit apparaître une tuméfaction dure qui, une fois ouverte, laissa sortir une petite quantité de pus. Cette tuméfaction est adhérente à l'os et présente tous les caractères de la périostite gommeuse.

Enfin il existe à la partie postéro-externe du coude une syphilide psoriasiforme dont le début remonte à six semaines.

18 novembre. — Depuis sept jours, le malade prend chaque matin 1 gramme d'iodure de potassium, la dose est aujourd'hui de 2 grammes. Onctions mercurielles dans les plis articulaires.

20 novembre. — La tuméfaction du genou a totalement diminué. Par la palpation, on perçoit au côté externe de la partie inférieure du fémur, en ce point si nettement douloureux à l'entrée du malade, une petite tumeur circonscrite, immobile, dure, très douloureuse à la pression. Cette tumeur est due à de la périostite circonscrite et existait peut être au premier jour ; mais le gonflement de l'articulation avait empêché qu'on ne la perçut nettement

Le 25 novembre. — Plus de liquide dans l'articulation ; on sent un léger épanchement dans la bourse séreuse placée derrière le ligament rotulien.

Le 2 décembre. — Emplâtre de Vigo sur le genou.

Le 9 décembre — Après 28 jours de traitement le malade est guéri. La gomme est cicatrisée, la syphilide a presque disparu. Il reste simplement un peu de gonflement du périoste à la partie supérieure du genou.

Observation XLVII

Infiltration gommeuse du muscle sterno-mastoïdien gauche, tumeur blanche syphilitique du genou droit, gomme avec tracture ouverte de la clavicule gauche, considérées pendant deux ans comme des lésions tuberculeuses et guéries en trois mois par les injections de benzoate de mercure.

Obs. de Gaucher et Coyon. Annales de dermatologie et de syphiligraphie, 1901, p. 359.

Mme X..., 26 ans, entre à l'hôpital St-Antoine, salle Grisolle, le 20 mars 1899. Femme mariée, mère de famille, et n'offrant aucun symptôme de syphilis dans ses antécédents héréditaires ou personnels.

Sa mère, morte à l'âge de 43 ans, était éthylique. Son père est vivant et bien portant. Elle a eu deux frères, dont l'un est mort du croup et l'autre, bien constitué, est mort en venant au monde.

Elle n'a jamais été malade. Réglée à 13 ans, mariée à 18, elle eut à 20 ans sa première grossesse ; l'enfant bien constitué ne présente aucune trace de syphilis héréditaire.

Le mari, interrogé à plusieurs reprises, nie tout antécédent spécifique. Il avait eu il y a 5 ou 6 ans, un écoulement uréthral léger qui dura dix à douze jours. Il n'a jamais eu d'éruption cutanée et il est impossible de retrouver chez lui le moindre indice de syphilis.

Il y a deux ans, à 24 ans, Mme X..., eut de l'anasarque généralisée qui dura huit jours. Albumine en grande quantité dans les urines. Régime lacté et repos, l'albumine et l'anasarque disparaissent.

C'est alors que commença la tuméfaction de la région sterno-mastoïdienne gauche qui fut au début traitée par des applications de baume tranquille.

En 1898, il y a 18 mois, douleurs dans le genou droit qui rendent la marche impossible. Le genou se tuméfia, devint volumineux. Jamais il n'y eut de fièvre. Le genou gauche est aussi le siège de douleurs qui disparaissent rapidement. Le genou droit augmente encore de volume et reste douloureux. On pense à une tumeur blanche, mais de nombreuses applications de pointes de feu n'amènent aucune amélioration.

Dans les derniers jours de décembre 1898, apparut sur la région claviculaire gauche, à l'union du tiers interne avec les deux tiers externes de la clavicule une tuméfaction rouge, non douloureuse qui augmenta de volume, se ramollit et s'ulcéra. Dans les premiers jours de mars 1899, en faisant son lit, la malade fit un léger effort, elle sentit un craquement et ne put plus se servir de son bras. C'est pour ses accidents multiples que cette femme nous est adressée comme tuberculeuse et incurable.

Etat actuel. — Le 20 mars 1899, nous constatons une impotence du bras gauche que la malade ne peut soulever qu'en s'aidant de la main droite. Au niveau du tiers interne de la clavicule existe une ulcération de la grandeur d'une pièce de deux francs, à bords ronds, décollés, laissant suinter un liquide sanieux. Au fond, apparaît le fragment externe nécrosé, noirâtre de la clavicule; le fragment interne, situé à la partie inférieure, présente un aspect normal.

La région sterno-mastoïdienne gauche forme un relief manifeste, il existe une masse dure, non rénitente, siégeant dans le muscle sterno-mastoïdien.

Le genou droit est considérablement augmenté de volume. Il existe un empâtement généralisé uniforme des tissus à ce niveau ; ni fluctuation, ni rénitence, pas d'hydarthrose. Les mouvements sont difficiles, il y a peu de douleur à la pression.

Depuis 4 mois, extinction de voix, l'examen du larynx ne révèle aucune lésion, aucune douleur. Cette aphonie est due à une parésie des cordes vocales.

Dans les poumons on note une respiration légèrement soufflante aux sommets. Les autres organes sont normaux.

Malgré l'absence de tout antécédent spécifique connu, nous n'hésitons pas à attribuer les lésions multiples à la syphilis. La tuméfaction du sterno-mastoïdien est une infiltration gommeuse de ce muscle. La fracture de la clavicule est due à une gomme osseuse. L'arthropathie du genou est due à une infiltration gommeuse de l'épiphyse fémorale.

Nous instituons sans retard le traitement spécifique de la façon suivante. La malade est soumise aux injections de benzoate d'hydrargyre : 2 centigrammes par jour. Au bout d'une semaine le traitement est suspendu à cause de la diarrhée. Le 24 mars 1900, élimination d'un petit séquestre claviculaire.

Le 5 avril, on reprend les injections de benzoate que la diarrhée force à suspendre le 16 avril.

On donne à ce moment 2 pilules de Dupuytren et une potion contenant 6 grammes d'iodure de potassium. Amélioration déjà manifeste. Tumeur sterno-mastoïdienne et genou moins volumineux.

On continue les pilules de Dupuytren à la dose de deux par jour jusqu'au 2 mai, époque à laquelle on reprend les injections de benzoate de mercure.

A la date du 2 mai, la gomme du sterno-mastoïdien a disparu, le genou a repris son volume normal, la gomme claviculaire est en voie de cicatrisation. La consolidation de la fracture ne se fait pas malgré l'immobilisation du bras dans une écharpe de Mayor.

Les injections mercurielles sont continuées jusqu'au 15 mai, on les cesse alors pour ne les reprendre que le 26 mai à la dose d'un centigramme de benzoate par jour, jusqu'au 20 juin.

Dans les premiers jours de juillet, la plaie claviculaire est complètement cicatrisée, mais la clavicule n'est pas consolidée. On fait ingérer à la malade pendant six semaines de la poudre de corps thyroïde de mouton ; 2 cachets de 10 centigrammes par jour, d'ailleurs sans résultat.

La malade quitte le service en août 1899 avec une pseudarthrose très serrée. Mme X..., qui est revenue depuis cette époque à différentes reprises est complètement guérie de ses lésions anciennes, aucune autre lésion syphilitique ne s'est manifestée.

OBSERVATION XLVIII

Syphilis tertiaire. — Ostéo-arthropathie des deux genoux et du coude gauche

Obs. de Berlin, de Lille. (Communication écrite. 1905.)

Mme X..., 34 ans, entre dans le service municipal des filles publiques à l'hôpital Saint-Sauveur, de Lille, le 1er mars 1905.

Femme de constitution assez robuste, ne présentant pas d'antécédents morbides héréditaires ni personnels. Elle avoue cependant avoir fait quelques excès alcooliques.

Il y a environ 3 ans, elle semble avoir contracté la syphilis. Sans pouvoir préciser exactement la nature des accidents qu'elle a présentés à cette époque, elle nous raconte qu'elle a eu une éruption muculeuse généralisée, des ulcérations génitales, des maux de gorge fréquents, de la céphalée. Un médecin prescrivit des pilules mercurielles et de l'iodure de potassium. Elle se soumit à ce traitement pendant 5 à 6 mois environ. Peu à peu les accidents s'atténuèrent et pendant 2 ans la malade ne remarqua rien d'anormal.

Vers le début du mois de septembre 1904, c'est à-dire, il y a 6 mois environ, apparut au niveau de la joue gauche une petite ulcération qui ne tarda pas à s'étendre. Presque en même temps survint une douleur dans l'articulation du genou droit, s'accompagnant bientôt d'une tuméfaction assez notable qui depuis lors n'a pas cessé de s'accroître. Vers le milieu d'octobre survint l'affection nasale dont nous reparlerons plus loin. Un médecin prescrivit un traitement mixte (IK et pilules mercurielles) et dans le courant du mois de décembre fit quelques injections d'un sel mercuriel. Ce traitement poussé jusqu'à la stomatite ne donna guère de résultat appréciable ni du côté de la joue, ni du côté du genou. Depuis le mois de janvier la malade a cessé tout traitement.

A son entrée dans le service, je constate au niveau de la joue gauche, l'existence d'une ulcération polycyclique atteignant à peu près les dimensions de la paume de la main, creuse, à bords taillés à pic, non décollés, à fond bourbillonneux, cicatrisée en partie au centre, présentant en certains points de sa périphérie de gros tubercules en évolution. En un mot la lésion a tous les caractères d'une syphilide tuberculo-ulcéreuse.

L'examen du nez pratiqué par le professeur Gaudier, montre l'existence d'ulcérations syphilitiques assez superficielles.

Le genou droit est considérablement augmenté de volume. La palpation fait reconnaître qu'il s'agit d'un épanchement articulaire très abondant. On ne sent pas de fongosités, mais la capsule est épaissie et il y a à la partie inférieure deux petites plaques cartilagineuses. La première éveille une douleur à l'extrémité supérieure du tibia, mais on ne trouve aucune déformation osseuse. On ne trouve pas d'autres localisations douloureuses.

La malade souffre d'une façon continue au point d'être privée de sommeil. Les douleurs sont exagérées par les mouvements. La radiographie ne révèle rien d'anormal.

Dans le genou gauche, il existe un très léger épanchement, sans tuméfaction appréciable, sans épaississement de la synoviale, sans déformations osseuses. La malade accuse seulement de la douleur.

Le coude gauche est en flexion, due à des contractures articulaires. A la palpation, les os semblent absolument sains, mais la pression éveille une douleur assez vive au niveau de l'articulation radio-humérale. La peau présente une légère circulation complémentaire, l'articulation contient un peu de liquide. Les mouvements sont très douloureux. L'extension complète est absolument impossible. L'examen radiographique ne fournit aucun renseignement positif.

Le 1er mars 1905, j'injecte dans la fesse une dose d'huile grise correspondant à 7 centigrammes de mercure métallique et je prescris l'iodure de potassium à la dose de 4 grammes par jour. Malgré les douleurs très vives qu'elle éprouve, douleurs dues évidemment à la distension de la synoviale, la malade refuse la ponction que je lui propose. Je me contente donc comme traitement local, de faire de la compression ouatée au niveau des deux articulations particulièrement atteintes. Sur l'ulcération de la joue, je fais appliquer pendant quelques jours un pansement humide puis de l'emplâtre de Vigo.

Au bout de quelques jours de ce traitement, la malade éprouve une amélioration très sensible. Elle souffre moins, elle peut faire quelques mouvements qui étaient impossibles avant son entrée à l'hôpital.

L'ulcération de la joue gauche a également meilleur aspect. Sept jours après la première injection, je donne une seconde dose d'huile grise, tout en continuant l'iodure de potassium. Le 10 jour, l'amélioration est devenue très appréciable. L'ulcération de la joue est cicatrisée en partie ; le genou a perdu sa forme globuleuse ; on sent encore de la fluctuation. mais on se rend compte qu'une grande partie du liquide a disparu. Au niveau du coude, on ne sent plus de fluctuation, il n'y a plus de circulation complémentaire ; la malade ne souffre plus et peut faire de l'extension presque complète.

Le même traitement, très bien toléré, est continué pendant six semaines environ, c'est-à-dire que la malade reçoit en tout six injections d'huile grise de sept centigrammes chaque, à raison d'une par semaine. A ce moment, les accidents de la joue et du nez sont entièrement guéris. Dans le genou droit on ne trouve plus trace de liquide, mais seulement de l'atrophie musculaire et les traces inévitables d'une hydarthrose ancienne assez considérable. Le genou gauche est redevenu normal. ainsi que le coude. La malade quitta le service, le 20 avril 1905.

OBSERVATION XLIX

**Syphilis ignorée. — Epiphysite gommeuse de lixiténite interne de la clavicule droite.
Ostéo-arthropathie de l'articulation sterno-claviculaire droite.**

*Observation personnelle, recueillie dans le service de
M. le Professeur Gaucher.*

B..., 59 ans, mariée, ne présente aucun signe de syphilis. Cependant, elle a eu un enfant mort à 18 mois et successivement deux fausses couches d'environ trois mois. Ménopause à 48 ans. Son mari nie avoir eu la syphilis et ne présente aucun stigmate de cette affection.

Il y a un an que la lésion a débuté. L'articulation sterno-claviculaire droite a commencé par être sensible, puis, peu à peu, l'extrémité interne de la clavicule a augmenté de volume.

Actuellement l'articulation présente une tumeur du volume d'une grosse noix. La peau n'offre ni rougeur, ni chaleur, ni sensibilité anormale, elle est libre sur les tissus profonds. La palpation permet de sentir l'extrémité interne de la clavicule très augmentée de volume, sensible à la pression, et un épanchement mollaire, demi-fluctuant occupant l'articulation Les mouvements sont conservés.

Il n'existe aucun autre symptôme, sauf des céphalées vespérales assez fréquentes. Rien à la langue.

Pensant à une ostéo-arthropathie syphilitique, on soumet la malade au traitement par les pilules de Dupuytren, 2 par jour.

Huit jours après, le 16 mai 1905, la malade est revue ; la tuméfaction a diminué, la sensation d'épanchement gommeux est moins nette.

Le 23 mai l'épanchement a complètement disparu, la région n'est plus aussi volumineuse, on ne sent plus que l'hyperostose claviculaire, on joint deux grammes d'iodure de potassium.

Le 30 mai, on cesse l'iodure que la malade supporte mal, et on continue les pilules. L'amélioration continue à se faire.

OBSERVATION L

Arthralgies. Accidents tertiaires. Ostéo-arthropathie du coude droit.

Observation de Gaucher, Gaston et Babonneix. — Annales de Derm. et de syph., 1903, p. 324.

L..., âgé de 50 ans, entre salle St-Louis, le 9 mars 1903.

Antécédents personnels.—En 1870, il a été gelé de tout le corps ; à la suite il est resté une quinzaine de jours sans pouvoir marcher. En 1880, bronchite simple ayant bien guéri. En 1893, le malade contracte la syphilis, chancre induré du prépuce, plaques muqueuses, accidents pour lesquels il a été soigné à Ricord. En 1894, le malade qui, jusqu'à ce moment, n'avait jamais ressenti de douleurs rhumatismales, est pris brusquement, sans cause, d'une douleur vive localisée au bord externe du pied gauche. Cette douleur, sans tuméfaction dure 3 mois et ne cède qu'à l'iodure. En 1898, le pied droit est atteint, les douleurs sont guéries aussi par l'iodure.

En 1899, le coude droit se prend à son tour ; le malade remarque, que, dès qu'il entreprend un travail un peu pénible, cette région devient si douloureuse qu'au bout de peu de temps, il doit se reposer. Il y a, outre la douleur, une tuméfaction qui n'a cessé de faire des progrès jusqu'au jour où le malade entre à l'hôpital.

Ces phénomènes s'atténuent une première fois sous l'influence de l'iodure ; mais bientôt, ils se reproduisent, la douleur finit par être insupportable et par priver le malade de tout sommeil. Une quinzaine de jours avant son entrée, le malade reste exposé pendant de longues heures à une pluie battante : à la suite de cet incident le coude droit s'immobilise complètement et les grosses articulations du membre supérieur deviennent douloureuses. C'est dans cet état que le malade entre à l'hôpital le 9 mars 1903.

Etat actuel. — Le coude droit est tuméfié, la région présente une augmentation notable de ses diamètres antéro-postérieurs. Il n'existe pas d'ankylose vraie, mais la limitation des mouvements est due à la contracture des muscles périarticulaires et particulièrement du biceps, du brachial antérieur et du long supinateur, qui forment corde sous la peau.

Il existe de l'hydarthrose, les culs-de-sac postérieurs bombent de chaque côté du tendon du biceps brachial. Les lésions articulaires ne frappent que l'articulation huméro-radio-cubitale, la radio-cubitale supérieure étant indemne, et encore au niveau de la première, restent-elles localisées à l'épicondyle qui est seul tuméfié et douloureuses.

L'examen radiographique décèle un épaississement du périoste. La ligne d'articulation de l'humérus est nettement dessinée quoique obscurcie par l'épaississement des tissus environnants. Au niveau du condyle, au-dessus de l'articulation huméro-cubitale existe un épaississement formant un cercle très opaque et cachant à ce niveau la structure de l os. Cette opacité nettement limitée à sa partie inférieure prouve une poussée en pointe triangulaire vers l'humérus.

En outre le malade présente des traces indéniables de spécifite. Tout d'abord, il a de la leucoplasie linguale. De plus, sur le cuir chevelu, on distingue de place en place, des ulcérations assez étendues, arrondies dont le centre commence à se cicatriser alors que leur périphérie s'étend progressivement et irrégulièrement. Ce sont là des syphilides ulcéreuses ou plutôt ulcéro-croûteuses et leur seule constatation prouve que chez ce malade la syphilis est encore en activité.

Le malade est mis aux piqûres de benzoate et à l'iodure : quinze jours après, il quitte le service, très amélioré, mais non guéri.

OBSERVATION LI

Syphilis tertiaire. — Exostoses multiples. — Périostoses gommeuses. — Ostéo-arthropathie de l'épaule et du coude gauches. — Pseudo pelade de Brocq.

Observation due à l'obligeance du Dr Danos et rédigée par notre collègue, Caron, interne du service.

M..., âgé de 45 ans, mécanicien-dentiste, entre dans le service du Dr Danlos, à l'hôpital St-Louis le 19 mai 1905. Il n'a jamais été malade, et n'a jamais eu de rhumatisme. Il ne présente aucun signe de tuberculose. Il est marié, mais n'a jamais eu d'enfants ; sa femme n'a fait aucune fausse couche.

Il y a 49 ans, il a eu un chancre induré à la verge. Ce chancre a été soigné par le sirop de Gibert et a duré un mois environ. La roséole n'a pas été remarquée du malade, mais il a eu à différentes reprises des plaques muqueuses. Il a pris de l'iodure de potassium souvent et à fortes doses.

Le début de son affection actuelle semble remonter à 1892, c'est-à-dire à une douzaine d'années. A ce moment il a ressenti des douleurs dans l'épaule et le bras gauches. Ces douleurs laissaient le malade tranquille pendant la journée et revenaient toutes les nuits. Depuis un mois elles étaient assez vives pour empêcher le sommeil.

Ces douleurs gênaient aussi les mouvement d'élévation du bras gauche.

En 1897, des douleurs de même nature survinrent dans le cou, simulant un torticolis. Le malade ne pouvait tourner la tête, et celle-ci était quelquefois tellement lourde qu'il était obligé de la soutenir de ses deux mains.

Depuis quelques mois, les douleurs ont reparu à l'épaule et au cou, et ont envahi le coude gauche jusqu'alors indemne. Celui-ci a augmenté de volume, ce qui a décidé le malade à venir à l'hôpital St-Louis.

Etat actuel. — Lorsqu'on regarde le malade on est d'abord frappé de la position de sa tête. Celle-ci est inclinée assez fortement sur l'épaule gauche; elle est immobilisée dans cette situation. Assez difficilement le malade baisse et élève la tête, mais il lui est impossible de la tourner, aussi quand il veut regarder de côté, est-il obligé de se tourner complétement. Il y a donc ankylose des premières vertèbres cervicales ayant succédé à une arthropathie des articulations unissant entre elles ces vertèbres. En outre lorsqu'on examine la nuque, on voit que celle-ci est volumineuse. Elle est le siège d'un empâtement dur qui empêche la palpation des apophyses épineuses. Cet empâtement, d'une dureté ligneuse, s'accompagne d'une saillie très nette du côté droit du cou. La palpation y est sensible. Enfin la peau de toute cette région porte les traces des nombreuses pointes de feu qui y ont été mises dans un but thérapeutique naturellement illusoire. Ajoutons que l'examen par le pharynx ne donne aucun renseignement ; il n'y a aucune saillie en avant de la colonne vertébrale.

Lorsqu'on examine les clavicules on remarque que la clavicule du côté droit est déformée. Elle présente à sa partie moyenne deux saillies manifestement dues à des hyperostoses ayant chacune le volume d'une noix. L'une fait saillie en haut vers le cou et comble en partie la dépression sus-claviculaire normale ; l'autre fait saillie en bas vers les premières côtes. Au niveau de l'hyperostose la plus interne, existe une cicatrice déprimée qui répond à la cicatrisation d'une gomme osseuse ouverte il y a 5 ou 6 mois.

Sur la clavicule du côté gauche, on ne sent par d'hyperostose, mais on voit la cicatrice d'une gomme ouverte à la même époque environ que celle du côté droit. Toutes les deux ont du reste guéri par l'iodure de potassium.

Au niveau du tiers interne de la troisième côte gauche existe une hyperostose dure et peu douloureuse. De même on voit une semblable hyperostose sur le sternum à un travers de main au-dessous de la fourchette sternale.

A l'omoplate, il existe deux saillies osseuses semblables. L'une siège à l'extrémité interne de l'épine, l'autre à l'angle inférieur. Ces hyperostoses sont moins volumineuses que les précédentes, elles ne sont pas visibles, mais on les sent facilement à la main. La palpation à leur niveau est assez douloureuse.

Il existe enfin deux arthropathies tertiaires : l'une ancienne à l'épaule gauche, l'autre récente au coude du même côté.

Épaule gauche. — L'arthropathie de l'épaule gauche est ancienne, elle semble avoir débuté il y a une douzaine d'années. L'épaule a d'abord été le siège de douleurs, de limitation dans les mouvements, puis d'atrophie musculaire. Ce qui frappe en effet actuellement, c'est l'atrophie des muscles de l'épaule. Il n'y a plus de deltoïde, l'épaule est carrée ; il existe un méplat très net à la place du deltoïde, et la palpation arrive directement sur le squelette. Les muscles pectoraux ont aussi disparu, et cela est très facile à voir quand on compare les deux épaules.

La palpation permet de sentir le squelette de l'articulation d'autant plus facilement que la couche musculaire qui le recouvre est très amincie. On sent que la tête humérale est augmentée de volume en masse, et qu'elle présente en outre plusieurs points très sensibles, particulièrement les tubérosités de la tête humérale. L'acromion, la coracoïde sont aussi douloureux à la palpation. Il ne semble pas exister d'épanchement dans l'articulation scapulo-humérale. Les mouvements sont très limités surtout les mouvements d'élévation. Enfin, en rapport avec l'atrophie musculaire très marquée il existe une faiblesse particulière du bras gauche.

Coude gauche. — Le coude gauche n'est envahi que depuis

quelques mois. Quelques douleurs nocturnes à l'occasion des mouvements, et la limitation progressive de ces mouvements ; tels furent les premiers symptômes qui attirèrent l'attention du malade.

Actuellement, on remarque que le coude gauche est considérablement augmenté de volume ; il est globuleux et la saillie fusiforme qu'il présente est rendue encore plus apparente par l'atrophie musculaire. Le coude semble être le siège d'une tumeur blanche ; il n'y a ni coloration ni chaleur anormales des téguments. Le coude est en demi-flexion. En arrière la saillie olécrânienne est remplacée par un gonflement général arrondi, ne permettant plus de voir les creux situés normalement de chaque côté de l'olécrâne. A la palpation, il est facile de se rendre compte que toute l'extrémité inférieure de l'humérus est augmentée de volume. Il en est de même du cubitus quoique à un moindre degré. Le radius semble être indemne.

Sur l'humérus, surtout au niveau de l'épitrochlée, il existe une saillie osseuse qui remonte en suivant la crête sus-épitrochléenne jusqu'à une dizaine de centimètres environ. Cette hyperostose est douloureuse à la palpation. La saillie épicondylienne est aussi augmentée de volume, mais l'hyperostose y est limitée ; elle est aussi douloureuse.

En arrière on ne sent pas de saillie osseuse, l'olécrâne ne semble pas augmenté de volume, mais on sent nettement de chaque côté de l'olécrâne une saillie formée par la synoviale distendue par du liquide, saillie de consistance mollasse dépressible en partie, qui contribue à donner à la région postérieure du coude cet aspect régulièrement globuleux.

Les mouvements de pronation et de supination sont conservés. Les mouvements de flexion et d'extension sont très limités et sensibles.

Tête. — Au niveau du crâne, on voit, un peu au-dessus de la naissance des cheveux, une saillie arrondie du volume d'une amande. La palpation donne la sensation d'une collection liquide pâteuse. C'est une gomme ramollie de l'os frontal. La palpation en est douloureuse. Le malade n'a plus que très peu de cheveux, ceux qui restent sont fins, ternes, quelques-uns fuligineux, et ils sont disposés par îlots. Ces îlots sont séparés les uns des autres par des espaces glabres, la peau en ces endroits ne présente pas de dépression, mais offre un aspect cicatriciel très net. On ne voit nulle part de cheveux massués. Le diagnostic de pseudo-pelade de Brocq a été porté par M. Daulos. La peau des parties glabres est atrophiée et les poils qui persistent s'enlèvent sans effort. Leur extrémité paraît bien atrophiée. Sur ceux qui tiennent, le poil s'arrache avec une gaine grasse.

Enfin il existe une atrophie marquée du testicule gauche datant de douze ans. On n'observe rien au palais, à la langue, aux yeux, ni aux principaux viscères. Les urines sont normales.

Le malade est soumis au traitement mercuriel ; on y ajoute deux grammes d'iodure par jour : aucun traitement local.

1ᵉʳ Juin. — Le malade est très amélioré. Les douleurs spontanées ont presque complètement disparu et le malade a retrouvé le sommeil. Le coude est moins volumineux, les mouvements sont plus libres. Le liquide a diminué.

5 Juin. — Le malade sort, il n'y a presque plus d'épanchement dans le coude. Les mouvements restent encore un peu limités. La gomme frontale a diminué notablement.

Mais les lésions osseuses du cou et l'atrophie musculaire de l'épaule gauche restent stationnaires.

Anatomie pathologique. — Il existe dans la littérature médicale un certain nombre d'observations d'arthropathies syphilitiques tertiaires suivies de la relation de l'autopsie. Citons celles de Lancereaux (1863), de Œdmanson (1869), de Risel (1870), d'Engelsted (1877), de Gies (1881), de Méricamp (1882), de Faber (1887), de Rasch (1889), de Babst, de Monatirski [in thèse de Gelma] (1891). Nous reproduisons ici les plus démonstratives. En outre, dans certains musées anatomo-pathologiques on peut voir les pièces de plusieurs autres vérifications post mortem. C'est ainsi qu'à Guy's Museum, la pièce n° 1334 [79] de Davies-Colley, montre les os d'un genou avec des érosions marquées, perte complète du cartilage, perte de substance osseuse avec travail d'éburnation. Cette pièce vient d'un malade mort à 34 ans.

Au même musée, la pièce n° 1334 [80] montre des lésions analogues d'un fémur, d'un tibia et d'une rotule.

Au collège of Surgeon's Museum, la pièce n° 1856 [B] montre les lésions d'un humérus d'enfant syphilitique. Au même musée, la pièce n° 1856 [C] montre des lésions plus accentuées ; le revêtement cartilagineux a complètement disparu et les os, s'accolent directement l'un à l'autre comme moulés. La pièce n° 1756 ᴬ montre un cas d'infiltration gommeuse périarticulaire. Au St Bartholomew's Museum se trouvent les pièces de l'observation de Bowlby (Voir observation). La pièce n° 567 ᴬ montre une gomme périsynoviale ouverte dans la synoviale.

Au point de vue anatomo-pathologique, les auteurs étrangers Percy Paton, Virchow, entre autres décrivent plusieurs variétés, suivant le début probable des accidents.

C'est ainsi par exemple que Percy Paton (1903) reconnaît 5 variétés d'arthropathies tertiaires.

a). La synovite chronique ou hydarthrose tertiaire.

b). Le type gommeux, la gomme étant dans l'épaisseur de la synoviale ou dans le tissu sous-synovial.

c). Le type d'ostéite ou de chondrite dans lequel l'os ou le cartilage est atteint le premier.

d). Le type périarticulaire subdivisé lui-même en deux sous-variétés.

α — Epanchement articulaire dû à la présence d'une gomme dans les parties avoisinantes de l'articulation.

β — Gomme ayant d'une part évolué vers la peau au niveau d'une articulation et ayant perforé la peau, d'autre part, ayant détruit la capsule articulaire infecté la cavité articulaire par des organismes venus de l'extérieur et donnant lieu à une arthrite suppurée.

e). L'ankylose qui de l'aveu même de Percy Paton est plutôt le résultat d'une des variétés précédentes qu'une variété distincte.

Virchow admet aussi un type à début cartilagineux « chondritis syphilitica ».

Nous croyons qu'il est utile de simplifier cette classification et nous ne décrirons que 2 formes.

1° La forme ostéo-chondritique ou ostéo-chondro-arthropathie.

2° La forme périsynoviale, infiltration gommeuse périsynoviale ou périsynovite gommeuse.

1° *Ostéo-chondro-arthropathie*

Nous allons donner d'abord une vue d'ensemble du processus des lésions, puis nous étudierons séparément chacune d'elles.

L'évolution anatomo-pathologique, comme l'a bien décrite Gangolphe peut être divisée en 3 périodes.

a). Période de début. — La lésion primitive se montre dans la région épiphysaire d'un os long, quelquefois dans la région juxta-épiphysaire. Cette lésion primitive est une gomme qui se développe sourdement sans aucun signe extérieur. Les parties constituantes de l'articulation sont encore indemnes et il est nécessaire de fendre l'extrémité articulaire pour trouver la lésion. Sur cette extrémité articulaire sectionnée le syphilome représente un noyau de dimensions variables, d'aspect gélatineux, avec de petits points bientôt caséeux, jaunâtres au centre, rosés à la périphérie.

Le tissu osseux, tout autour de ce syphilome, est raréfié, mais il s'établit de suite une zone de défense « une barrière ostéo-fibreuse » comme dit Gangolphe. Malgré la présence de cette zone de défense, le syphilome croît vers l'extrémité articulaire. Bientôt le cartilage est atteint de chondrite, des ulcérations, des pertes de substance se font, dont quelques-unes seront en partie comblées par du tissu fibreux cicatriciel.

Si la lésion s'accroît, l'ostéite raréfiante, la chondrite augmentent et le cartilage perforé laisse communiquer le foyer néoplasique avec la cavité articulaire.

b). Période d'état. — L'ulcération épiphysaire s'accroît en surface plus qu'en profondeur. La synoviale, d'abord intacte, s'enflamme, s'épaissit, et un épanchement se forme.

c). Période de guérison. — Spontanément très rarement, mais plus souvent, sous l'action du traitement, l'affection marche vers la guérison. L'ostéite raréfiante cesse pour faire place à l'ostéite condensante ; le syphilome cesse d'évoluer, est étouffé, mais il persiste, les pertes de substances osseuses et cartilagineuses qui font que les os sont irréguliers, déformés, mamelonnés. La synoviale n'étant plus irritée permet la résorption du liquide qu'elle contenait et tout rentre dans l'ordre.

Tel est la marche générale que suit la syphilis sur les articulations. Etudions maintenant les principales lésions en détail. Nous allons successivement passer en revue :

1° — *Les lésions osseuses.*

2° — *Les lésions cartilagineuses.*

3° — *Les lésions synoviales.*

1° Lésions osseuses. — Nous savons déjà que la lésion primitive est une ostéite de l'épiphyse, une gomme épiphysaire, ou juxta-épiphysaire. Méricamp pense que très souvent les lésions de l'épiphyse succèdent à des lésions diaphysaires. Il est plus vraisemblable que c'est le contraire qui a lieu puisqu'on trouve toujours des lésions épiphysaires tandis que les lésions diaphysaires font quelquefois défaut. Dans une articulation, un ou plusieurs os peuvent être atteints.

La gomme primitive se développe en plein tissu osseux. Macroscopiquement, elle constitue un noyau gélatineux qui dans la suite se ramollira et dont le centre deviendra caséeux jaunâtre. Au microscope « cette masse néoplasique paraît constituée par une trame fibrillaire fine en certains points et fibreuse en d'autres. Elle contient dans ses mailles une grande quantité d'éléments cellulaires en voie de désintégration granuleuse, et çà et là quelques foyers hémorragiques, plus marqués à la périphérie où la vascularisation est plus active ; disséminés au milieu du tissu gommeux, des fragments osseux en voie de disparition et présentant des lacunes de Howship ». (Gangolphe).

Le syphilome, en croissant, détruit devant lui le tissu osseux rendu friable par l'ostéite raréfiante dont il est atteint. Il se dirige ainsi vers les surfaces articulaires et peut atteindre le cartilage d'encroûtement par sa face profonde. L'extrémité osseuse lorsqu'elle est sectionnée présente alors un tissu raréfié, fragile ou détruit par places, présentant des saillies mousses et des dépressions portant des cryptes qui renferment une matière jaune pulpeuse, caséiforme. En d'autres points, où le travail de réparation suit pas à pas le travail de destruction, les vides sont comblés par du tissu fibreux.

Une même extrémité articulaire peut être creusée d'une série de canaux, de galeries qui diminuent d'autant sa solidité. Méricamp atrouvé dans un humérus un canal de 5 centimètres de long, parallèle au grand axe de l'os et creusé en plein tissu compacte.

Ces tunnels intra-osseux contiennent de la matière pulpeuse jaunâtre. Ils viennent quelquefois jusque sous le périoste qui se décolle en partie et sous lequel on trouve une couche de matière pulpeuse, qui, enlevée à la curette, laisse voir l'os creusé de vacuoles plus ou moins irrégulières.

Le canal médullaire est dilaté, prolongé du côté de l'extrémité osseuse malade, il est rempli de matière pulpeuse de couleur jaune rouillée ou jaune d'or. Le tissu spongieux a en partie disparu, il ne reste plus qu'une lame plus ou moins épaisse de tissu compact d'ostéite condensante, qui peut atteindre plus d'un centimètre d'épaisseur.

2º Lésions cartilagineuses. — Le cartilage est toujours secondairement atteint, ce n'est que lorsque les lésions osseuses approchent de lui qu'il devient malade. Quelquefois les lésions sont minimes et consistent simplement en ce que le cartilage a perdu son aspect brillant, sa transparence, sa coloration bleuâtre pour devenir jaune-grisâtre, opaque et mat.

Dans d'autres cas, il est le siège d'érosions superficielles en coup d'ongle, ou coup de gouge (Bowlby), ou d'ulcérations, véritables pertes de substances profondes de quelques millimètres, reposant quelquefois sur une lame osseuse éburnée, ou communiquant plus ou moins largement avec un tunnel osseux qui mène le stylet jusque dans le canal médullaire.

Lorsque ces érosions et ces pertes de substance guérissent, il persiste une cicatrice étoilée, rayonnée, déprimée, ou un aspect lobulé « à la façon des foies atteints de cirrhose atrophique » (Méricamp).

Lorsque les lésions sont étendues, le cartilage peut être détruit sur une grande étendue. Enfin il existe une lésion peu signalée chez les auteurs français, mais qu'on retrouve dans presque tous les auteurs allemands qui se sont occupés de cette question, c'est l'état villeux du cartilage. Le cartilage d'encroûtement soit sur ses bords, soit au niveau d'une perte de substance présente des proliférations composées de fines et nombreuses villosités. L'examen microscopique montre que ces villosités sont formées d'une stroma hyalin, dans lequel se trouvent des fibrilles nombreuses groupées en faisceaux et des cellules cartilagineuses dont les unes paraissent normales et les autres petites et déformées.

Ces villosités forment comme un chevelu qui est appendu au cartilage.

3° LÉSIONS SYNOVIALES. — La synoviale est épaissie soit en totalité, soit en certains points, plus particulièrement qu'en d'autres. Elle est rouge, finement vascularisée, hypérémiée même.

Nous avons vu que ces épaississements localisés peuvent donner lieu à la formation de corps étrangers articulaires. La face interne de la synoviale peut, comme le cartilage, se couvrir en certains endroits d'un chevelu de fines villosités.

A la période d'épanchement, elle se distance et se remplit de liquide. La quantité de liquide n'est jamais bien grande. Ce liquide est clair, jaune, filant ou bien louche et épais.

L'examen cytologique de ce liquide noté dans l'observation de de Grandmaison et Boidier ne donne pas de résultat utile. La recherche du spirochaete pallida de Schaudinn et Hoffmann n'a pas encore été tentée.

Quand il y a ouverture de la synoviale et communication avec un foyer gommeux épiphysaire, le liquide devient louche, séropurulent. La synoviale ne contient jamais de fongosités, c'est là un caractère fort important sur lequel beaucoup d'auteurs s'appuient pour refuser aux ostéo-arthropathies tertiaires le nom de tumeurs blanches syphilitiques. Il ne peut y avoir de tumeur blanche s'il n'y a pas de fongosités. Dans cette forme d'arthropathie on n'en trouve jamais, on observe bien des épaississements localisés de la synoviale, des villosités, mais pas de fongosités.

Les ligaments articulaires, les insertions tendineuses des muscles périarticulaires sont dans la majorité des cas absolument sains. Dans un cas Méricamp a trouvé dans l'épaisseur du ligament latéral externe de l'articulation du genou une petite plaque osseuse de quatre millimètres carrés environ.

OBSERVATIONS

Observation LII

Pseudo-tumeur blanche syphilitique du genou gauche. — Exostoses multiples. — Pseudo-tumeur blanche du coude gauche. — Fracture spontanée de la clavicule droite. — Mort. — Autopsie.

*Obs. publiée dans la thèse de Dureuil 1881. Complétée
par Méricamp. (thèse, p. 44)*

F... Françoise, 41 ans, couturière, entre le 4 août 1874 dans le service de M. Fournier, salle St-Louis, à l'hôpital de Lourcine. Chancre infectant en 1856, dont elle a été soignée par M. Cullerier. Elle resta pendant un certain temps dans le service de ce dernier, car les manifestations secondaires de sa syphilis furent graves et multiples, syphilides ano-vulvaires, buccales et pharyngées, alopécie presque complète, etc.

Depuis sa sortie du service de M. Cullerier, elle ne fit aucun traitement jusqu'en 1859, époque à laquelle elle entra dans le service de M. Piédagnel, à l'hôtel-Dieu, pour des lésions du coude qu'elle ne peut caractériser autrement que par le nom d'enflure. Tout disparut sous l'influence du traitement ioduré. Un an après, en 1861, elle ressentit dans le genou gauche de vives douleurs qui avaient pour caractère d'être plus violentes la nuit que le jour, de céder très rapidement sous l'action de l'iodure de potassium pris par la malade, et de reparaître presque aussitôt après la cessation du traitement. Malgré cela, cette femme, peu soigneuse d'elle-même et peu intelligente ne sut pas apprécier les bénéfices du traitement qui lui avait été indiqué et ne prit de l'iodure qu'à des intervalles très éloignés alors que les souffrances étaient intolérables.

Il y a cinq ans, elle s'aperçut que son genou gauche augmentait considérablement et dernièrement dans un laps de temps relativement court, il acquit le volume qu'il présente aujourd'hui.

Etat actuel. — Dans ces temps derniers, les lésions osseuses s'étant multipliées, on peut aujourd'hui compter sur la malade des exostoses nombreuses :

1º La pseudo-tumeur blanche syphilitique exostosique du genou gauche qui vient d'être signalée.

2º Les exostoses crâniennes multiples.

3º Une exostose humérale.

4º Des exostoses claviculaires symétriques.

5º Une exostose sternale.

6º Une exostose de la branche gauche du maxillaire inférieur.

7º Une pseudo-tumeur blanche syphilitique exostosique du coude gauche au début.

8º Une exostose tibiale.

1º. — La pseudo-tumeur blanche du genou gauche a un volume considérable ; cette articulation a au moins deux fois les dimensions de l'état normal. L'aspect général du membre est très singulier, car cette augmentation considérable de son volume au niveau de l'articulation contraste étrangement avec l'amaigrissement très grand du reste de son étendue. La peau qui recouvre toute l'étendue de la tuméfaction serait dans un état complet d'intégrité, si l'on ne constatait un très notable développement des veines superficielles périarticulaires qui sont très grosses et très apparentes.

Lorsqu'on explore la tumeur, on constate qu'elle est complètement indolore. Mais ce qui frappe surtout, c'est la sensation que la main perçoit, qui est, d'une façon très nettement caractéristique, celle d'un plan dur et résistant. La tumeur en ces points est donc exclusivement constituée par les os augmentés de volume. Cette appréciation est d'autant plus facile à faire que l'amaigrissement des tissus est considérable, ce qui permet d'arriver immédiatement sur l'os. S'il est facile de se rendre compte de la nature du gonflement, il n'est pas moins aisé de s'assurer que l'hyperostose porte sur les condyles tibiaux et fémoraux qui sont très volumineux ; leur hypertrophie s'étend à quelques centimètres et cesse brusquement pour laisser l'os reprendre son volume normal.

C'est là tout ce qui constituait la tuméfaction, mais depuis cette époque, il est survenu dans l'articulation, jusqu'alors absolument indemne, l'épanchement assez notable que nous constatons aujourd'hui. La fluctuation est très nettement caractéristique. La rotule, qui a conservé sa mobilité est un peu plus large que celle du côté opposé. En somme on est en présence d'une hydarthrose fémoro-tibiale. Les mouvements de l'articulation sont conservés ; on peut facilement et sans douleur fléchir à angle droit la jambe sur la cuisse. La malade raconte qu'elle n'a jamais cessé de marcher et que pour venir à l'hôpital, elle est descendue de son sixième sans autre secours qu'une canne.

2°. — Sur le crâne, on trouve des exostoses multiples plus ou moins volumineuses ; mais celles qui attirent le plus l'attention, ce sont deux exostoses frontales droite et gauche, et qui donnent à la malade une physionomie étrange. Ces exostoses sont très douloureuses, comme d'ailleurs le crâne en général et en particulier le cuir chevelu. La malade se plaint de douleurs terribles qui la font renoncer à se peigner.

3°. — L'exostose humérale gauche est située à la partie supérieure de la diaphyse, et n'offre rien de remarquable.

4°. — Les clavicules présentent des exostoses peu volumineuses symétriques, qui donnent à leur surface un aspect mamelonné.

5°. — L'exostose sternale, qui siège à la partie supérieure droite de cet os existe depuis un temps long que la malade ne peut évaluer.

6°. — L'exostose de la branche gauche du maxillaire inférieur est douloureuse : l'os est d'un volume double de l'état normal.

7°. — Pour la pseudo-tumeur blanche du coude voir la suite de l'observation.

8°. — L'exostose du tibia gauche est située à la partie moyenne et est peu apparente.

10 février 1875. — Rentrée à Lourcine pour les mêmes motifs, on constate une grande amélioration. La tuméfaction du genou gauche a beaucoup diminué ; les mouvements sont tout à fait libres. La malade sort de l'hôpital le 19 avril, très améliorée.

Aujourd'hui (décembre 1879) le genou gauche est absolument normal. Il faut une grande attention pour reconnaître que le genou gauche est très légèrement plus volumineux que le droit. Cette différence est de 1 centim. et cette augmentation est due à la rotule qui a conservé sa largeur pathologique. Si l'on fait mouvoir le membre en appliquant la main sur la jointure, on perçoit quelques craquements. La malade se sert de son membre comme si elle n'avait jamais été malade.

Le 27 décembre 1879, elle rentre dans le service de M. le professeur Fournier, à Saint-Louis, salle Saint-Thomas.

Cette femme est dans un état de maigreur extrême, de cachexie profonde... Elle porte de nouveau des exostoses crâniennes, cervicales, maxillaires, radiales, une fracture spontanée de la clavicule droite non consolidée et une pseudo-tumeur blanche syphilitique du coude gauche.

Les exostoses crâniennes sont au nombre de 4 ; elles sont occipitales, peu volumineuses et peu douloureuses.

L'altération des vertèbres cervicales porte sur les 5 ou 6 premières vertèbres. La malade ne peut faire exécuter à sa tête aucun mouvement.

La branche droite du maxillaire inférieur est occupée par une exostose qui double son volume et rend la face complètement asymétrique. Le radius droit est doublé également de volume dans ses parties moyennes et antérieures. La clavicule droite est fracturée tout près de son extrémité sternale.

La malade est, depuis sa sortie de Lourcine, rentrée deux fois dans le service de M. Fournier, à Saint-Louis, où elle ne resta que quelques semaines. C'est pendant un de ces séjours, qu'elle se fractura la clavicule en faisant le simple mouvement de tirer son drap à elle. Vu le siège de la fracture, on pouvait penser à une luxation sterno-claviculaire.

MM. Péan et Duplay, après examen, tombèrent d'accord pour affirmer qu'il s'agissait d'une fracture spontanée de la clavicule et ne conseillèrent aucun appareil, la lésion osseuse sous l'influence de laquelle la fraction s'est produite devant s'opposer à la consolidation. Aujourd'hui on se trouve en présence d'une véritable pseudarthrose...

En outre des lésions que nous avons énumérées, la malade porte au coude gauche une pseudo-tumeur blanche syphilitique.

Cette affection débutait à l'époque où la malade était encore chez M. Fournier, à Lourcine. Cette femme ne suivit chez elle qu'un traitement fort irrégulier, et voyant sa tumeur s'accroître sans cesse, elle entra deux fois à l'hôpital Saint-Louis dans ces temps derniers, mais n'y resta que fort peu de temps. Aujourd'hui on constate que le coude gauche est le siège d'une tuméfaction considérable, il a presque le double de volume du coude normal.

La mensuration prise dans le plus grand volume de la tumeur donne 35 centimètres et demi, ce qui fait à peu près 16 centimètres et demi d'augmentation, le coude droit ne mesurant que 19 centimètres.

Cette articulation ainsi tuméfiée, paraît plus volumineuse encore à cause de l'atrophie des muscles du bras et de l'avant-bras. L'aspect général du membre rappelle ce qu'à l'hôpital des Enfants, les petits malades désignent entre eux sous le terme expressif de gigot.

La peau qui recouvre toute la partie tuméfiée ne présente à considérer qu'une dilatation assez remarquable de veines superficielles qui sont assez apparentes. Lorsqu'on cherche à se rendre compte de la nature et du siège du gonflement, on acquiert bien vite la certitude qu'il s'agit d'un gonflement osseux. La sensation est dure. résistante et telle qu'elle ne peut être donnée que par un plan osseux sous-jacent. On reconnaît en outre que les points qui sont le siège de cette hyperostose sont les extrémités radiale, cubitale et humérale qui concourent à former l'articulation.

Il y a un point de la tuméfaction qui est située à la partie postérieure et interne du coude. qui est mou et manifestement fluctuant et doit être attribué à un cul-de-sac de la synoviale huméro-cubitale distendu par un peu de liquide épanché dans l'articulation. Cette partie, est d'ailleurs très limitée et n'est appréciable qu'à un examen attentif.

L'exploration de la tumeur ne provoque aucune douleur. Les mouvements sont en partie conservés. La position que la malade donne de préférence à son membre étant une extension presque complète, on peut fléchir sans peine l'avant-bras sur le bras à angle droit : les mouvements de pronation et de supination n'existent pour ainsi dire pas. Les mouvements ne sont pas douloureux.

Traitement : iodure de potassium, 1 gramme. Badigeonnage iodé de la tumeur.

26 janvier. — Amélioration notable du coude dont le gonflement a sensiblement diminué. La lésion pulmonaire qui a amené la malade à l'hôpital semble stationnaire. Elle se plaint d'une douleur assez vive dans la partie inférieure du dos. M. Fournier constate l'existence d'une exostose sacrée.

1er février. — Amélioration très grande de la tumeur du coude qui ne mesure plus que 25 centimètres dans sa plus grande épaisseur. La malade ne se plaint plus de son exostose sacrée, celles du radius ont diminué. Mais ce qui est remarquable, c'est que les symptômes de la lésion pulmonaire, qui étaient ceux d'une phtisie déjà avancée, se sont tellement modifiés sous l'influence de l'iodure que l'auscultation ne donne plus qu'un peu de rudesse et quelques râles fins à peine perceptibles. Modifiant donc le diagnostic primitif, M. le professeur Fournier pense qu'on a assisté à l'évolution d'une gomme pulmonaire.

Iodure de potassium. 2 grammes.

Le 11 février. — L'amélioration continue, l'état général est meilleur. La speudo-tumeur du coude gauche ne mesure que 24 centimètres. Frictions mercurielles.

Le 13. — Eruption produite par les frictions. On les suspend. La malade ne tousse plus, se sent mieux, l'appétit est meilleur.

Le 20. — La malade se plaint de la tête, on trouve de petites exostoses dans la région occipito-latérale gauche. Elle se plaint également de diarrhée, IK, 4 grammes.

Le 25. — Le coude ne mesure plus que 23 centimètres de circonférence.

Le 3 avril. — La malade sort de l'hôpital très améliorée, bien que le coude soit encore gros ; tous les mouvements sont très faciles.

Autopsie. — (Février 1882). — Nous ne parlerons ni des lésions viscérales multiples qui doivent faire l'objet d'un travail spécial, ni du crâne dont les lésions seront étudiées dans les annales de dermatologie et de syphiligraphie. Nous parlerons simplement des altérations que nous avons constatées dans le radius gauche, dans le coude droit et dans l'articulation sterno-claviculaire droite.

Radius. — Sur une étendue de 9 centimètres environ, la partie inférieure du radius est sensiblement cylindrique : mais à un premier coup d'œil, il est facile de voir que l'épiphyse a ses dimensions normales, que la diaphyse seule est atteinte. L'épiphyse est intacte ; le tissu qui la compose a ses caractères normaux ; partant le cartilage articulaire est intact : il ne saurait exister d'arthropathie. La lésion est extra-articulaire et n'a pas eu le temps de devenir articulaire. Immédiatement au-dessous de l'épiphyse est une cavité de 3 centimètres de hauteur, de 2 centimètres de largeur d'avant en arrière, cavité irrégulière, à prolongements multiples et remplie d'une matière pulpeuse couleur jaune d'or. Si on laisse dessécher la pièce, on aperçoit que cette cavité est partagée en 3 cavités secondaires par deux lames de tissu fibreux, l'une dirigée d'avant en arrière, l'autre reliant cette première lame à la paroi inférieure de l'excavation. Le reste de la diaphyse est atteinte d'ostéite condensante, mais sans éburnation. Au niveau de l'épiphyse et même un peu au dessus, le périoste a ses caractères normaux. Mais à 4 centimètres au-dessus de l'extrémité articulaire, il s'épaissit au point d'acquérir 2 millimètres d'épaisseur et au niveau de la partie antéro-supérieure du fragment diaphysaire sectionné est sous le périoste un foyer pulpeux hémorragique, et le tissu osseux correspondant est rouge, vasculaire, piqueté.

Genou gauche. — Ce genou, anciennement si malade, a aujourd'hui sa forme normale. Les muscles qui l'entourent ont leur coloration habituelle, sans dégénérescence graisseuse ; rien d'anormal autour de l'articulation.

La synoviale est intacte ; elle a sa forme, son épaisseur, ses caractères ordinaires ; seulement le ligament adipeux est remarquable par sa surcharge graisseuse et la synoviale est doublée à sa face externe d'une couche épaisse de tissu adipeux.

Les ligaments articulaires sont intacts : les ligaments croisés seuls paraissent avoir des insertions moins solides, et il est possible de les arracher à leurs insertions fémorales. Le plateau tibial est intact, de même que les ménisques et la surface articulaire de la rotule. Si le cartilage fémoral ne portait la trace d'altérations anciennes, séparées en partie, on jurerait une articulation saine.

Ces lésions du cartilage sont peu de chose et presque exclusivement cantonnées dans cette partie de la trochlée fémorale qui s'articule avec la rotule.

Le cartilage est lobulé, à la façon des foies atteints de cirrhose atrophique.

Il est des grands et des petits grains, les gros grains ont la dimension d'une lentille, les petits celle d'un gros grain de mil; il en existe d'intermédiaires; gros et petits grains sont confluents et séparés par des dépressions appartenant au cartilage cicatrisé.

Sur la face tibiale de la trochlée fémorale, on n'aperçoit que deux dépressions stellaires, cicatrices à nombreux rayons. Ce sont là de vieilles lésions, actuellement séparées et pouvant tout au plus donner lieu, et à grand peine, à un léger frottement.

État des os. — D'abord, constatons que tibia et rotule sont intacts, ce que, du reste, l'état de leurs surfaces articulaires devait nous faire prévoir. Il n'en est pas de même du fémur. Un trait de scie antéro-postérieur nous montre ce qui suit :

Le canal médullaire imparfaitement limité à son extrémité inférieure et se prolongeant dans un tissu manifestement morbide est rempli d'une matière pulpeuse, semi-fluide, couleur jaune rouillée. Il est très dilaté.

Au fur et à mesure qu'on se rapproche de l'extrémité articulaire, le tissu diaphysaire normal compact se double à sa face profonde de lamelles de tissu osseux, les unes longitudinales, les autres transversales, formant un véritable quadrillage et se réticulant, se raréfiant d'autant plus qu'on se rapproche de l'axe de l'os, au niveau duquel elles n'existent plus. Ces lésions sont plus accentuées à la face postérieure qu'à la face antérieure de l'os.

A l'extrémité inférieure de l'os on constate ce qui suit :

Plus rien de ce tissu réticulé dense et feutré de l'épiphyse normale. En arrière, c'est une fine lame de tissu compact ; en avant c'est une couche d'ostéite condensante de plus d'un centimètre d'épaisseur. Cette couche répond donc à la surface rotulienne de la trochlée fémorale et nous savons que c'est à ce niveau que le cartilage est particulièrement lobulé. Au-dessus du cartilage articulaire est dans l'os un foyer d'un centimètre et demi de diamètre, limité, en avant, par la couche épaisse d'ostéite condensante, en bas par une lame irrégulière anguleuse (et non arrondie comme cela existe normalement). Ce foyer se continue directement avec le canal médullaire dilaté et prolongé.

Il est rempli d'une substance pulpeuse, jaune d'or, non plus rouillée, comme celle qui remplit la diaphyse, mais se continuant de proche en proche avec elle : Cette substance est soutenue et parcourue par une trame conjonctive légère. En résumé le fémur seul est atteint. Tous les autres éléments de l'articulation sont absolument intacts, à l'exception du cartilage qui s'est trouvé particulièrement altéré dans le point qui correspondait à l'altération osseuse la plus grande.

Cela semblerait prouver que l'altération cartilagineuse est symptomatique de l'altération osseuse ; mais on lit dans l'observation de la malade qu'il y a eu épanchement articulaire : l'altération du cartilage peut, par conséquent, être mise sur le compte de modifications subies à ce moment par la synoviale, modifications si légères, néanmoins, qu'il est impossible d'en saisir la moindre trace.

Coude gauche. — La peau est intacte.

Les muscles qui entourent l'articulation ont leur volume et leur couleur habituels.

Les ligaments articulaires sont intacts, sauf toutefois une petite plaque osseuse de 4 millimètres carrés environ dans l'épaisseur du ligament latéral externe de l'articulation au voisinage de son insertion supérieure.

L'articulation ouverte, il est facile de constater que la synoviale a ses caractères normaux.

Les surfaces articulaires du cubitus et du radius sont normales. L'humérus au contraire est remarquablement malade, et paraît seul atteint.

Il a sensiblement sa forme normale, mais il est plus volumineux que d'habitude ; la diaphyse est épaissie et l'épaississement de l'os se continue jusqu'à l'épicondyle et l'épitrochlée qui eux, ne sont nullement altérés. De cet épaississement résulte que les bords interne et externe de l'extrémité inférieure de l'humérus sont mousses, arrondis, au lieu d'être tranchants et que la cavité olécrânienne est exagérée.

La forme de la diaphyse est régulière et sensiblement lisse ; cependant, en y regardant de près, on voit qu'elle est légèrement mamelonnée ; de plus, sur le bord interne à 5 centimètres environ de l'interligne articulaire du coude, se trouve une saillie piquante exostosique à pointe dirigée en bas, et à côté d'elle est une rangée de petites rugosités dentées; on en trouve d'autres çà et là. Le périoste qui le tapisse a ou paraît avoir ses caractères normaux; on le décolle avec facilité. Sous le périoste on trouve l'ostéite condensante. En outre, on aperçoit 2 lésions spéciales.

Sur le bord externe de l'os, à 10 centimètres environ de l'épicondyle, on trouve entre le périoste et l'os sur une étendue de 3 centimètres environ en allant de haut en bas, de 1 centimètre et demi, en allant d'avant en arrière, une couche de matière pulpeuse jaunâtre. Lorsqu'on racle cette matière caséeuse, on constate que l'os sous-jacent est creusé de vacuoles, de cellules, les unes régulières, les autres irrégulières, les unes superficielles, les autres pénétrant à 4 millimètres de profondeur. L'os est rugueux à ce niveau (Carie sèche de Virchow).

Derrière la face postérieure de l'os, au niveau du 1/3 moyen est creusée de cavités, mais les cavités loin d'être irrégulières sont arrondies ou nettement ellépsoïdes; au lieu d'être rugueuses, elles sont très lisses et leurs bords mousses.

Elles conduisent, comme des tunnels, dans le centre de l'os et communiquent avec la partie profonde de celui-ci par des orifices plus ou moins nombreux, mais toujours réguliers et limités par des parties mousses. Ces orifices au fond du conduit osseux figurent assez bien, ou les orifices de la paroi interne de la caisse du tympan ou ceux de la partie profonde du conduit auditif interne.

La coupe de l'os démontre qu'il est atteint d'ostéite condensante. La densité est extrême.

Mais ce qui est intéressant, c'est que dans l'épaisseur du bord suivant les points de 3 à 6 millimètres, est une cavité allongée commençant à 4 centimètres de l'interligne articulaire.

Elle se dirige de bas en haut parallèlement au grand axe de l'os, elle a 5 centimètres de hauteur, 7 à 8 millimètres de diamètre transversal, elle est irrégulière et envoie de droite et de gauche de petits prolongements. Cette cavité intra osseuse communique librement avec les orifices que nous avons signalés à la face postérieure de l'humérus et par la moitié supérieure, elle correspond à l'altération osseuse que nous avons déjà signalée sur le bord externe de l'os; la correspondance est si intime que les deux lésions superficielle et profonde paraissent avoir évolué parallèlement; cela est d'autant plus manifeste que plusieurs des vacuoles de la lésion superficielle communiquent avec la cavité centrale.

Cette cavité centrale contient de la matière pulpeuse, jaunâtre; mais elle contient surtout des tissus fibreux; elle est cloisonnée par des bandes d'un tissu fibreux; à direction longitudinale qui, chose singulière, sort de cette cavité par les orifices et les conduits qui la font communiquer avec l'extérieur, tapisse ces orifices et ces conduits pour venir, enfin de compte, s'attacher à la face profonde du périoste.

Extrémité articulaire inférieure. — Tandis que les lésions du corps de l'os sont surtout des lésions par condensation, les lésions de l'extrémité inférieure sont au contraire des lésions destructives.

La lamelle osseuse qui sépare la cavité coronoïdienne de la cavité olécrànienne est rugueuse, amincie, perforée, détruite même par places.

Le condyle huméral est constitué par un tissu vasculaire d'une fragilité extrême. La trochlée humérale est en grande partie détruite. Elle n'est représentée que par sa partie interne et par sa partie externe ; entre les deux existe un vide de 5 à 6 millimètres comblé par du tissu fibreux ; les deux fragments qui existent de la trochlée sont mobiles ; ils tiennent à peine ; ils sont fracturés. Ce qui explique la fragilité extérieure du tissu osseux à leur niveau. Nous pensons que ce sont là des fractures post-moteur. A ces lésions si intimes correspondent des modifications considérables du cartilage articulaire ; il est inégal, irrégulier.

Articulation sterno-claviculaire. — La clavicule droite est raccourcie, a perdu sa forme, n'est plus en S, mais en forme d'arc de cercle à concavité inférieure. Elle est atrophiée, surtout au niveau de l'extrémité externe qui est effilée, rugueuse, en fer de lance. Une pseudarthrose existe à la partie moyenne et il existe enfin une arthropathie de l'articulation sterno-claviculaire droite.

L'articulation sterno-claviculaire est d'une laxité extrême, aussi dans certaines positions de la clavicule, l'extrémité interne de cet os, peut-elle faire saillie en avant du plan sternal : et comme elle paraît effilée, il ne faut point s'étonner que des chirurgiens expérimentés aient fait sur notre malade le diagnostic de fracture de l'extrémité interne de la clavicule.

Les éléments constitutifs de l'articulation, ligaments, synoviales, ménisque inter-articulaire, sont absolument intacts. La lésion est exclusivement osseuse, comme pour le genou et le coude, mais ici les 2 os articulaires sont malades.

L'extrémité interne de la clavicule est considérablement modifiée et amincie ; d'autre part la corne sternale qui supporte la surface articulaire sternale est érodée, réduite et comme la capsule est restée intacte, on a par là toute expliquée la laxité extrême de l'articulation.

TRAITÉ DE LA SYPHILIS ARTICULAIRE

La clavicule est malade dans sa totalité ; d'où la fracture spontanée de sa partie moyenne : mais les lésions sont particulièrement profondes au niveau du fragment interne. Là, l'os est tellement fragile, tellement mince qu'on peut, avec une épingle, le traverser tout aussi facilement qu'une feuille de papier ; il est visiblement raréfié ; entre le périoste épaissi et la face antérieure du fragment interne est une rigole remplie de matière pulpeuse, jaune.

La surface articulaire de la clavicule est représentée par un nodule cartilagineux ovalaire, à grand axe dirigé de haut en bas, et d'avant en arrière, de 6 millimètres de long sur 5 millimètres de large et supporté par une base effilée.

La première pièce du sternum est aussi atteinte. Elle est comme soufflée ; ce ne sont que saillies mousses et dépressions et tant à la face antérieure qu'à la face postérieure sont plusieurs **cryptes** tapissées par un périoste épaissi et renfermant une matière jaune, pulpeuse, caséiforme.

Ce qui frappe surtout, c'est l'asymétrie de cette première pièce du sternum : il est écorné : la corne qui supporte la face sternale de l'articulation sterno-claviculaire paraît avoir été supprimée. A la coupe du sternum, ostéite condansante, il est presque aussi dur que l'ivoire ; quant à la surface articulaire, elle est représentée par 3 petits mamelons de 2 millimètres de diamètre chacun, accolés l'un à l'autre et disposés en forme de triangle : ils ressemblent plutôt à des ecchondroses qu'à des débris de surface articulaire.

La capsule fibreuse s'insère néanmoins sur ce qui reste du sternum : et au niveau de l'insertion supérieure de la capsule fibreuse, sur l'extrémité latérale droite au bord supérieur excavé de la poignée sternale sont deux petits cylindres cartilagineux de 4 millimètres de hauteur, de 2 millimètres de largeur.

La capsule fibreuse est intacte, elle paraît seulement épaissie en arrière. Le ménisque est intact ; quoique adhérent par ses extrémités, il est cependant distant de plusieurs millimètres des extrémités claviculaire et sternale. Les synoviales ne présentent aucune altération.

Examen histologique, par le docteur Henri Leloir. — Les pièces sur lesquelles a porté mon examen histologique sont : l'extrémité inférieure du radius, un morceau du condyle fémoral, un morceau du frontal.

L'examen histologique à l'état frais du produit caséeux, du néoplasme enchassé dans l'extrémité inférieure du radius, pratiqué au moyen du raclage ou de la dissociation, m'a permis de cons-

tater la présence dans les préparations, d'un grand nombre de
petits éléments ronds dont le noyau apparaît plus ou moins nettement sous l'influence de l'acide acétique (cellules ambryonnaires);
quelques cellules fusiformes ; un grand nombre de cellules embryonnaires atrophiées et granuleuses : quelques éléments fibril-
laires devenant transparents par l'acide acétique (fibres conjonc-
tives) : quelques débris de lamelles osseuses altérées, une grande
quantité de granulations dont un certain nombre sont des granulations graisseuses ainsi que permet de le constater l'examen au
moyen de l'acide osmique.

L'examen des pièces précitées, pratiqué sur des coupes minces,
obtenues après décalcification dans l'acide picrique, durcissement
par passage successif dans la gomme et l'alcool et coloration au
moyen de picrocarmin, m'a donné les résultats suivants :

Extrémité inférieure du radius. — Des coupes minces paral-
lèles ou perpendiculaires au grand axe de cet os et intéressant à
la fois le foyer caséeux et l'os ambiant plus ou moins malade,
montrent que le foyer grisâtre, caséeux à son centre que l'on constatait microscopiquement, est constitué :

1° Par l'os malade et atteint d'ostéite raréfiante prononcée.

2° Par une masse néoplasique constituée par de petits éléments
cellulaires plus ou moins altérés, englobés dans une substance
d'apparence vaguement fibrillaire, des îlots de cellules embryonnaires encore vivaces, des vaisseaux altérés.

3° Par une bande de tissus fibreux englobant sur une certaine
étendue les parties osseuses atteintes d'ostéite et le néoplasme.

Etudions ces différentes parties :

1°. — Les travées osseuses qui entourent plus ou moins le néoplasme, ainsi que quelques travées persistant encore au centre de
ce néoplasme et constituant un séquestre minuscule, présentent
les lésions les plus nettes de l'ostéite, en particulier au niveau des
points où elles avoisinent le néoplasme. Je n'insisterai pas sur les
caractères histologiques de cette ostéite raréfiante en particulier.

Les espaces médullaires, les canaux de Havers sont agrandis et
remplis de cellules embryonnaires ; les lamelles osseuses sont
plus ou moins érodées, elles présentent des échancrures plus ou
moins profondes remplies de cellules embryonnaires ; les corpus-
cules osseux s'ouvrent et laissent échapper leurs cellules ; à mesure
qu'on se rapproche du néoplasme, les lamelles osseuses tendent à
disparaître et les boyaux remplis de cellules embryonnaires
s'ouvrent les uns dans les autres.

2°. — C'est par la confluence et l'abouchement de ces boyaux que paraît se former le néoplasme central dont l'étude va maintenant nous occuper.

Tout d'abord, il faut remarquer que s'il constitue au centre de l'os malade une masse volumineuse, arrondie, il n'en envoie pas moins des prolongements plus ou moins volumineux entre les portions osseuses altérées, prolongements dont un certain nombre se perdent en se continuant avec le tissu fibreux de nouvelle formation dont nous aurons à nous occuper tout à l'heure.

Examiné à un faible grossissement, le tissu néoplasique semble constitué par une masse de cellules rondes ou légèrement fusiformes, semées dans une substance fondamentale vaguement fibrillaire, parsemée çà et là d'îlots plus fortement colorés par le carmin et constitués par des masses embryonnaires ; à la périphérie, il tend à se transformer en véritable tissu fibreux, à se scléroser. Au contraire, le centre du néoplasme présente un aspect caséeux.

Etudions maintenant séparément, et à un fort grossissement, ces différentes particularités.

La partie centrale est constituée par des éléments cellulaires très petits, subissant la désintégration molléculaire ou se réunissant même par places en petits blocs d'apparence colloïde. La partie périphérique est constituée par une grande quantité de cellules rondes ou fusiformes plus ou moins régulièrement semées dans une substance fondamentale d'apparence vaguement fibrillaire. Çà et là il existe des petits îlots constitués par des amas irréguliers de cellules embryonnaires fortement tassées, bien colorées par le carmin. Nulle part, je n'ai trouuvé de cellules géantes.

Les vaisseaux contenus dans le néoplasme sont, ou bien relativement sains, ou bien fortement altérés, ce qui est le cas pour la plupart d'entre eux.

Les uns sont obstrués par des cellules endothéliales proliférées et des globules blancs altérés, leurs parois sont plus ou moins épaissies, sclérosées. D'autres présentent des parois tellement sclérosées que toute trace de lumière vasculaire a disparu.

Tout à fait à la phériphérie, le néoplasme se transforme graduellement en tissu fibreux, dense, contenant encore çà et là quelques îlots de cellules embryonnaires plus ou moins altérées. J'ai cherché s'il n'existait pas dans ce tissu fibreux des espaces contenant des granulations graisseuses ou des cristaux d'acides gras : je n'en ai pas trouvé.

Extrémité inférieure du fémur. — Le tissu osseux du condyle présentait des signes évidents d'ostéite raréfiante. Mais il ne contenait pas d'îlots néoplasiques circonscrits comme l'extrémité inférieure du radius. En certains points le tissu osseux du condyle présentait des traces bien nettes d'ostéite condensante.

Le cartilage dans ses parties en apparence les plus saines, présente déjà des altérations notables à un fort grossissement. Les capsules du cartilage contiennent des granulations graisseuses fines, leur noyau a complètement disparu ; en un mot les cellules cartilagineuses contenues dans les cavités capsulaires sont complètement détruites.

La plupart des capsules cartilagineuses sont déformées, irrégulières. En plusieurs points, les boyaux remplis de cellules embryonnaires résultant de l'ostéite raréfiante ont érodé le cartilage et tendent à s'ouvrir dans la cavité articulaire.

OBSERVATION LIII

Accidents syphilitiques tertiaires multiples (osseux et viscéraux). — Ictère. — Albuminurie. — Mort dans le coma. — Autopsie.

Observation V du mémoire de Gangolphe. Annales de Dermatologie et de syphiligraphie, 25 sept. 1885, p. 454 (résumée.)

C. C..., âgé de 23 ans, entre dans le service du Dr Daniel Mollière, salle Saint-Joseph : il n'a jamais été malade avant l'âge de 20 ans. Ses parents et deux sœurs sont en bonne santé. Interrogé au point de vue d'antécédents spécifiques, il répondit n'avoir jamais eu de rapports avec une femme, jamais de boutons ni d'éruptions cutanées, pas de plaques sur les lèvres, dans la bouche ou la gorge. Un examen attentif ne permet pas du reste de trouver trace d'un accident syphilitique primitif.

Il y a 2 ans et demi ou 3 ans, il aurait commencé à ressentir une douleur sourde au niveau de la partie moyenne du tibia gauche, avec gonflement. A la même époque, à la partie supérieure de l'épaule droite, entre la racine du cou et la pointe de l'acromion, se produisit une série d'ulcérations superficielles, venues sans cause, et se groupant par extension en S italique au-dessus de l'épaule. Ces ulcérations qui saignaient facilement, se sont recouvertes de croûtes épaisses reposant sur un fond rouge-brun. Actuellement la lésion présente une tendance à la cicatrisation, surtout sur ses parties marginales, tandis que le centre est encore humide et suintant.

Depuis le début de ces accidents, le malade a perdu sa santé. Son état général le décide à entrer à l'Hôtel-Dieu de Lyon. Outre les lésions cutanées de l'épaule, on constate que la tuméfaction de la partie moyenne du tibia gauche s'est convertie en un abcès ouvert spontanément et laissant un trajet fistuleux d'où s'écoule un pus séreux, sanguinolent. Un stylet par cette fistule conduit dans le corps de l'os dans une anfractuosité assez spacieuse. La plaie laisse échapper une odeur putride. Tout autour la peau est tendue, violacée, lardacée. On observe malgré une atrophie de tout le membre correspondant un peu d'œdème de la partie inférieure des malléoles et sur le dos du pied. La pression éveille une vive douleur.

Sur la jambe droite, en un point presque exactement symétrique au précédent, on constate une tuméfaction du tibia qui présente une hyperostose marquée sur une longueur de 4 à 5 centimètres environ sur la partie moyenne et surtout sur la face interne la plus accessible.

Atrophie du membre inférieur droit, moins marquée qu'à gauche.

Du côté de la tête, on constate sur la région qui correspond à la réunion du frontal, du temporal et du pariétal, une tuméfaction de la grosseur d'un œuf de pigeon, assez molle, non réductible et donnant la sensation de fausse fluctuation. Le malade a eu des douleurs céphaliques peu intenses, mais jamais de troubles intellectuels, jamais de vertiges, ni de troubles cérébraux.

Enfin on constate de la raideur et de la gêne de plusieurs articulations, mais surtout de celles de l'épaule et du coude. On y perçoit des craquements.

Aux membres inférieurs mêmes phénomènes, surtout au genou.

En présence de ces phénomènes, surtout des lésions cutanées typiques de l'épaule droite, le Dr Mollière diagnostique immédiatement des lésions syphilitiques tertiaires. Dès son entrée le malade est soumis au traitement suivant :

Bains salés quotidiens ; IK, 6 grammes ; frictions à la pommade mercurielle. Le malade garde le lit ; les premiers jours il a paru légèrement amélioré, mais dès le 20 janvier, l'état général est redevenu mauvais ; la douleur de la jambe gauche empêche le sommeil.

Le 25 janvier, on fait une large incision au niveau de la fistule de la jambe gauche. Une hémorragie fut consécutive à cette incision et ne put être arrêtée que grâce à un tamponnement énergique et 3 grammes de seigle ergoté en poudre. Tendance hémophilique très nette.

Le 1er février, le malade éprouve une dyspnée intense ; torpeur, somnolence, teinte subictérique.

On cesse l'iodure. Les jours suivants, ces phénomènes vont en s'accentuant.

Le 4 février, on incise la gomme de la région tempo-fronto-pariétale droite. Il ne sort qu'un peu de matière jaune caséeuse. Pas d'agitation, ni de délire.

Le coma et la dyspnée s'accentuent de plus en plus. Les urines qui étaient devenues rares ces jours derniers, se suppriment complètement. Le 3 février, elles contenaient une grande quantité d'albumine, mais pas de sucre. Le malade succombe le 5 février, à 11 heures du soir.

Autopsie. — Rien au cerveau. Le poumon gauche est sain. Du côté du poumon droit, on note des adhérences et sur une coupe du lo e inférieur on trouve à la partie moyenne une gomme sèche du volume et de l'aspect d'un gros marron. Deux autres gommes plus petites, de date plus récente font saillie dans la plèvre. Au sommet, petites cavernules avec de petites gommes ne dépassant pas le volume d'une tête d'épingle.

Foie. — Il est mamelonné, diminué de volume. Adhérences de la face supérieure et postérieure avec le diaphragme. Traces d'anciennes inflammations péritonéales locales. A la partie antérieure, une gomme du volume d'une noisette. Quelques autres gommes plus petites entourées d'une zone de sclérose interstitielle. Dans le reste de l'organe dégénérescence graisseuse typique. Rate volumineuse. Poids : 1100 grammes.

Reins volumineux atteints de congestion intense et de dégénérescence graisseuse.

Petite gomme dans le lobe gauche du corps thyroïde.

Etat du squelette. — Nombreuses gommes au niveau de la voûte crânienne.

Thorax. — Sternum profondément altéré au niveau de l'articulation sterno-claviculaire droite. Surfaces articulaires érodées, disparition complète de l'épiphyse de la clavicule; un stylet pénètre dans l'intérieur de la clavicule ; une coupe parallèle au grand axe, démontre à ce niveau l'existence d'un tissu gommeux caractéristique. Il existait une hyperostose périphérique manifeste. La clavicule gauche est recouverte à son extrémité acromiale d'une faible couche de substance gommeuse jaunâtre.

Membres supérieurs. A droite. — L'épiphyse marginale du bord spinal de l'omoplate a disparu, le corps de l'os est érodé à sa périphérie, échancré de distance en distance. Ces dépressions sont remplies de substance caséeuse jaune maintenue en place par du tissu fibreux. La base de l'épine de l'omoplate est surmontée d'un amas de détritus gommeux de la grosseur d'une noix, reposant sur une perte de substance du tissu osseux. L'acromion est réduit en certains points à l'état de lame papyracée. Il est recouvert d'une très mince couche caséeuse, sèche, quelque peu adhérente.

Articulation acromio-claviculaire. — Altération des surfaces articulaires, disparition du cartilage ; ligaments intacts.

L'articulation de l'épaule ne contient ni pus, ni sérosité purulente. La synoviale est intacte, la coloration normale. Le cartilage diarthrodial de l'humérus présente quelques dépressions au niveau du 1/3 supérieur du col anatomique dans le point où la synoviale vient s'insérer au pourtour du cartilage. Entre les dépressions et autour d'elles, le cartilage est inégalement épais ; soulevé ici sous forme de petites saillies mamelonnées circonscrites par de petits sillons ; là, très aminci, laissant voir, par transparence la teinte bleu foncé du tissu spongieux sous-jacent ; il adhère fortement à ce dernier, contrairement à ce qui s'observe dans les ostéo-arthrites tuberculeuses. Les dépressions ont une forme étoilée. Le stylet enfoncé dans ces dépressions, pénètre dans un tissu mou, friable. Une coupe verticale et parallèle à l'axe transversal de l'extrémité huméral permet d'observer des lésions auxquelles il était difficile de s'attendre, étant donnée l'intégrité apparente de l'os. L'épiphyse est le siège d'un noyau gélatineux, mou, légèrement rosé, de la dimension d'une pièce de 50 centimes ; coloration jaunâtre à la partie externe.

La lésion, ainsi que l'ostéite raréfiante qui l'accompagne, existent sur une étendue de 3 centimètres de hauteur et de 1 centimètre 1/2 de largeur. La limite de l'épiphyse et de la diaphyse (place occupée par le cartilage de conjugaison) est indiquée par une ligne osseuse compacte épaisse de 2 millimètres environ.

En comparant les coupes symétriques des 2 extrémités humérales supérieures droite et gauche, on voit nettement sur la première (droite) que l'altération s'est développée sur la diaphyse et l'épiphyse, tandis que sur la seconde (gauche) la diaphyse est restée indemne, alors que l'épiphyse a presque entièrement disparu.

La diaphyse et l'extrémité inférieure de l'humérus sont intactes.

L'articulation du coude contient de la synovie normale ; le tiers interne de la surface cartilagineuse de la capsule radiale a disparu, laissant une brèche comblée en partie par du tissu fibreux. L'extrémité supérieure de la diaphyse radiale présente une augmentation de volume qui s'étend sur une longueur de 6 centimètres environ. Recouverte d'un périoste épais, résistant, la surface osseuse offre de petits sillons, quelques perforations dans lesquelles s'enfoncent des travées fibreuses.

A gauche :

Articulation de l'épaule. — L'extrémité supérieure de l'humérus est profondément atteinte. Les 2/3 supérieurs de la tête humérale, os et cartilage, ont disparu. Il ne reste plus de l'épiphyse qu'une sorte de bandelette située à la partie inféro-interne.

La perte de substance osseuse se présente comme une dépression profonde de 1 centimètre et demi, en dedans et en bas par la partie restante de la tête, en haut et en dehors par la tubérosité externe. Elle est tapissée par une néomembrane rougeâtre, épaisse, qui repose sur un plan osseux résistant. La région des trochanters, notablement élargie (le plus grand diamètre est de 7 centimètres à gauche, à droite de 5 c. 1/2), est remarquable par de nombreuses saillies et dépressions.

Sur une coupe transversale et verticale passant par le grand axe de l'os, on se rend compte des détails suivants :

La dépression humérale est tapissée par une couche fibreuse de 4 à 5 millimètres d'épaisseur, qui repose sur une lame éburnée de 1 millimètre et demi à 2 millimètres d'épaisseur. On voit sur la coupe, qu'il ne reste plus de la tête humérale qu'une sorte de coin à base interne, recouvert de cartilage diarthrodial, le bord inférieur répondant à la lame éburnée, le bord supérieur au tissu fibreux de la néo-membrane. Ce coin osseux est nettement éburné.

Membres inférieurs.

Membre droit :

Articulation du genou. — A l'ouverture du genou, issue de 2 ou 3 cuillerées de pus roussâtre. Le tissu osseux de l'épiphyse fémorale a subi une perte de substance de 1 centimètre et demi de profondeur. La surface antérieure du condyle externe, la moitié externe du condyle interne, l'espace intercondylien antérieur sont complètement dépourvus de cartilage. La perte de substance est irrégulière, anfractueuse ; à sa partie supérieure et interne, au-dessous d'une saillie osseuse qui la surplombe, on voit deux orifices arrondis, ayant chacun 4 ou 5 millimètres de diamètre. Par ces 2 perforations, on introduit un stylet jusque dans le canal médullaire. A quelque distance de ces perforations, le tissu est éburné. Le cartilage diarthrodial qui persiste est aminci, mais non décollé.

Sur une coupe antéro-postérieure du fémur parallèle à son grand axe, on voit que l'ulcération articulaire est limitée par une couche osseuse éburnée. En faisant une seconde coupe, de manière à enlever une tranche osseuse, large de 3 millimètres, comprenant une bonne partie du condyle interne, on voit que les deux perforations aboutissent à un noyau gommeux, gélatineux, à centre jaunâtre, tandis qu'à la périphérie, existe une zone rouge vascularisée.

Les ménisques et les ligaments sont intacts. La synoviale, rouge, injectée, un peu épaissie, n'offre nullement l'aspect panneux des synovites tuberculeuses.

Le tibia droit est augmenté de volume à sa partie moyenne. Sur une coupe parallèle au grand axe, le canal médullaire paraît légèrement dilaté au niveau d'un foyer gommeux très petit ; la partie profonde de la coque diaphysaire est le siège d'une ostéite raréfiante sur une hauteur de plusieurs centimètres.

Membre gauche :

Fémur. — A 9 centimètres au-dessous du bord supérieur du grand trochanter, existe une saillie, une sorte de papule osseuse, poreuse, de la largeur d'une pièce de 2 francs. A 21 centimètres au-dessous du bord supérieur du grand trochanter commence l'augmentation de volume de la diaphyse qui s'accroît progressivement et donne un périmètre de 12 centimètres, alors que du côté droit, il est seulement de 7.

A la partie moyenne et externe de cette hyperostose on voit 2 ou 3 perforations de 7 à 8 millimètres de diamètre. Elles sont remplies de substance caséeuse jaunâtre qui arrive presque sous le périoste épaissi de la région. Par ces orifices, un stylet va jusqu'au canal médullaire.

L'extrémité inférieure du fémur est considérablement déformée. Les surfaces cartilagineuses et le tissu osseux des 2 condyles ont disparu de telle sorte que la longueur de l'os est diminuée de 7 à 8 millimètres. Le plus grand diamètre transversal de l'extrémité est supérieur d'un demi centimètre à celui du côté opposé.

Du cartilage diarthrodial, il ne reste plus çà et là que quelques îlots séparés par des anfractuosités, des dépressions limitées elles-mêmes par des crêtes, des arêtes. Toutes les parties dépourvues de cartilage sont revêtues d'une synoviale rougeâtre, épaissie. Ligaments intacts, synoviale épaisse, mais nullement fongueuse, synovie normale.

Sur une coupe antéro-postérieure du fémur on voit que le canal médullaire dilaté au niveau de l'hyperostose contient un détritus caséeux abondant. Au niveau de l'élevure signalée à 9 centimètres au-dessous du bord supérieur du grand trochanter, la moëlle paraît normale, mais en l'enlevant on voit qu'à la face profonde de la coque osseuse existe un dépôt gommeux, jaunâtre.

La diaphyse tibiale, considérablement augmentée de volume au niveau de sa partie moyenne, est le siège d'une lésion gommeuse d'une étendue telle que les deux tiers du canal médullaire sont envahis par le néoplasme. Trois énormes perforations, qui interrompent presque la continuité de l'os, laisssent apercevoir la masse gommeuse en voie d'élimination. A ce niveau, téguments et tissus morbides sont confondus en une ulcération putilagineuse.

OBSERVATION LIV

Syphilis. Fièvre puerpérale. Mort. Autopsie : double ostéo-arthropathie des genoux

Obs. de Th. Gies. Deutsche zeitschr. für Chir., 1881, p. 589

A. D…, 25 ans, entre au milieu de janvier à la clinique obstétricale. Primipare. Après 51 heures de travail, elle accoucha d'un enfant vivant qui mourut d'inanition au bout de huit jours. Dès les premiers jours, la température s'éleva à 39°, le sixième jour, elle atteignit 41° et resta aussi élevée jusqu'au neuvième jour, époque à laquelle la malade mourut.

L'autopsie faite par le Docent Dr Neelsen montra une plaie gangréneuse de la vulve, une ulcération sanieuse de la surface d'insertion du placenta avec infiltration purulente et phlébite purulente du tissu utérin, inflammation purulente de la trompe gauche et péritonite séreuse.

En outre le corps présentait les stigmates d'une syphilis ancienne ; cicatrices à la base de la langue et au larynx, pertes de substance de la voûte palatine et une gomme non guérie du poumon droit. Il existait aussi une inflammation interstitielle du foie, une tumeur de la rate et un engorgement ganglionnaire des glandes lymphatiques périportales d'origine syphilitique.

Les 2 articulations des genoux présentaient une arthrite villeuse, plus marquée à droite qu'à gauche. La synoviale était un peu épaissie à droite.

La malade, pendant sa grossesse souffrait de douleurs dans le genou droit dès qu'elle le faisait mouvoir. On avait remarqué aussi un peu de gonflement et de rougeur de cette articulation depuis sept jours. On n'a pas pu savoir la date de l'infection syphilitique.

Les articulations malades, au premier abord, pouvaient faire croire à une arthrite déformante. Aux points d'insertion des ligaments croisés, existent des végétations nombreuses et villeuses. Au condyle externe du genou gauche, en avant, dans une région qui répond à la face articulaire de la rotule, près du cul-de-sac supérieur de la synoviale, existe un perte de substance du cartilage mesurant 3 à 4 centimètres, inclinée de dedans en dehors.

En aucun point, l'os n'est complètement à nu; à la place du cartilage s'est formée une substance épaisse, dure, calleuse.

Au condyle externe, presque au-dessus de la région qui repose sur le tibia, se trouve une perte de la substance cartilagineuse de 2 centimètres 1/2 à 3 cm.

La synoviale est épaissie en totalité. La face interne du cul-de-sac supérieur est tapissée de franges solides qui, au microscope, paraissent surtout formées de tissu conjonctif. Touchant au cul-de-sac supérieur, on voit encore sur le fémur une ulcération cartilagineuse d'environ 3 centimètres de long.

La rotule, dans la moitié supérieure de sa face articulaire, présente un aspect raboteux, finement cannelé. Il existe des franges au niveau des ulcérations cartilagineuses en rapport avec la synoviale qui semble les envelopper.

Au condyle externe du genou droit, répondant au point sur le condyle externe du genou gauche, il existe une ulcération du cartilage, on en voit une semblable, mais n'ayant ni la même profondeur, ni la même étendue. Au milieu de la face antérieure du condyle interne, on trouve une ulcération du cartilage en demi-cercle.

La rotule à droite présente les mêmes modifications qu'à gauche.

Les cartilages falciformes du genou droit se terminent à leur périphérie en franges et villosités.

Les os qui constituent l'articulation ne sont pas modifiés, il n'y a pas d'hyperostose, pas d'ecchondroses au moins macroscopiquement.

Observation LV

Syphilis. — Gommes cutanées ulcérées. — Ostéo-arthropathie tertiaire du genou gauche. — Mort. — Autopsie.

Observation III du mémoire de C. Rasch, p. 97.

C. Nicoline, 38 ans, mariée, entre à la clinique du prof. Haslund le 21 août 1889. Depuis 12 ans elle est soignée comme syphilitique. Elle aurait eu autrefois un enfant syphilitique, qui aurait à peine vécu un jour. Elle a eu des papules aux organes génitaux et des syphilides ulcéreuses. Elle fut mariée plus tard à un homme sain de qui elle eut 3 enfants bien portants. Pas de fausse couche. Deux enfants sont encore vivants, le 3ᵉ est mort à 4 mois. Plus tard elle eut des ulcérations aux jambes qui furent guéries par l'emplâtre mercuriel et l'iodure de potassium.

Etat actuel. — Sur la cuisse, à la face interne, et sur les bras on trouve des cicatrices. Sur la jambe gauche existe une ulcération de 5 centimètres de long sur 3 de large à bords irréguliers et taillés à pic. Cette ulcération occupe le milieu de la face interne de la jambe et fait suite à une cicatrice linéaire qui passe sur la face antérieure de la jambe et se termine à la tubérosité du tibia.

Au visage des cicatrices séparées ou groupées.

16 février. — La malade se plaint de douleurs dans le genou gauche. L'articulation est augmentée de volume ; la rotule mesure 1 centimètre et demi de plus que du côté droit. Il semble qu'il y ait atrophie des muscles de la cuisse, quoique elle ne soit pas perceptible à la mensuration. La tuméfaction du genou donne au premier coup d'œil l'aspect d'une tumeur blanche. Il existe un épaississement péricapsulaire et un épanchement.

La pression ne provoque pas de douleurs ; le membre est dans sa position normale, les mouvements sont conservés. Nulle part il n'existe de fongosités. Aucun craquement, aucune mobilité anormale. Les renseignements sont difficiles à obtenir de la malade qui est peu intelligente. Les douleurs auraient débuté il y a 2 mois. Aucune affection articulaire antérieure, aucun traumatisme récent.

8 mars. — Complications pulmonaires qui enlèvent la malade le 12 mars.

Autopsie. — Faite 12 heures après la mort.

En dehors des cicatrices et des ulcérations déjà signalées on ne trouve aucune lésion syphilitique.

A l'ouverture du genou gauche, une faible quantité de liquide clair et filant.

Sur la face cartilagineuse de la rotule, existe une cicatrice cratériforme de 1 centim. de diamètre.

A la partie moyenne du condyle externe du tibia, le cartilage, sur une étendue égale à un Kreuzer est recouvert de fines villosités. La section de l'os ne montre rien d'anormal, le cartilage, aux points malades, est épaissi et plus adhérent à l'os. Le long du bord externe du condyle externe du tibia près de l'insertion de la synoviale existe une érosion superficielle du cartilage d'où sortent des franges filamenteuses. En arrière de la grosse tuméfaction du condyle externe du tibia, mais séparée du bord par du tissu cartilagineux normal, se trouve une cicatrice profonde.

Sur le condyle interne du tibia, les faces articulaires sont saines, mais sur le bord du cartilage existe une érosion superficielle comme sur le condyle externe, mais sans villosités.

Sur le condyle interne du fémur, érosion superficielle du cartilage, sans villosités. Au milieu du condyle externe, deux cicatrices déprimées, le bord externe de ce condyle est érodé superficiellement.

La synoviale est épaissie, injectée : au voisinage de la rotule elle est le siège de villosités fines et nombreuses. On ne trouve aucune gomme péricapsulaire, aucune lésion des os. Les ligaments et les ménisques sont sains.

OBSERVATION LVI

Syphilis. — Mort. — Autopsie d'ostéo-arthropathie syphilitique du genou droit.

Obs. de Schüller (Bericht über die Verhandlungen der deutschen gesellschaft für chirurgie. XIe Congress.), citée par Gangolphe (Annales de dermatologie et de syphiligraphie), 25 sept. 1885, p. 453.

Sur une femme de 49 ans morte avec de nombreuses localisations syphilitiques, le genou droit, qui était quelque peu tuméfié extérieurement, contenait à peu près une 1/2 cuillerée de sérosité trouble, floconneuse, rougeâtre. La synoviale, recouverte de petites papilles, était épaissie surtout au voisinage de la rotule. Le cartilage de celle-ci était irrégulier et présentait à sa partie interne une perte de substance comblée par du tissu fibreux. Lésions analogues sur les condyles du fémur et le condyle interne du tibia. Le condyle externe offre une perte de substance arrondie grosse comme une noisette, infundibuliforme dont le fond est comblé par une substance gommeuse qui s'enfonce à cinq centimètres de profondeur dans le tissu spongieux de l'épiphyse. Schüller pense que la perte de substance comblée par du tissu cicatriciel, observé sur la rotule, tient à une ulcération cartilagineuse, tandis que sur le tibia on doit se demander s'il n'y a pas eu gomme osseuse et ulcération cartilagineuse. Pour lui, comme pour Langenbeck et Virchow, les cicatrices de cartilage sont caractéristiques comme les productions gommeuses.

OBSERVATION LVII

Syphilis. — Gommes cutanées et périostiques. — Nécrose du frontal et du 2e métacarpien. — Arthropathie tertiaire des deux coudes, des articulations radiocarpiennes. — Albuminurie. — Urémie. — Mort. — Autopsie.

Obs. II du mémoire de C. Rasch (de Copenhague). Archiv. für derm. und syph. XXIII, 1901, p. 91.

Femme, mariée, âgée de 34 ans, entre à la clinique dermatologique de l'Hôpital, service du professeur Haslund, le 16 janvier 1889. Elle ne sait rien concernant son infection syphilitique. Elle a eu trois accouchements, il y a 14, 11 et 9 ans ; jamais d'avortement. Les 2 premiers enfants vivent et sont bien portants, le 3° est mort huit jours après sa naissance de convulsions. Dans les années suivantes, la malade fut soignée pour une ulcération de la cuisse par des injections mercurielles (42).

De mars à avril 1888, elle prit de l'iodure de potassium pour des ulcérations à la jambe et au front. Celle du front existait depuis trois ans et laissait à nu une portion du frontal. Elle quitta l'hôpital quoique non guérie et depuis n'a eu recours à aucun médecin.

Ces derniers mois, il se forma de nouvelles ulcérations à la jambe, en même temps qu'apparurent une tuméfaction et de la douleur de plusieurs articulations des doigts ; elle eut aussi de violents maux de tête.

État actuel. — État cachectique. Au milieu du front, un gros séquestre de couleur grise à contours irréguliers, mobile : au-dessus, une cicatrice ayant les dimensions d'une pièce de dix pfennig, étoilée. Sur le 1/3 inférieur, de la face antérieure de la jambe droite, existe un groupe d'ulcérations profondes à bords déchiquetés, séparées entre elles par des ponts de peau étroits. Sur la jambe gauche existent deux groupes semblables. Les tibias sont sensibles et augmentés de volume, la peau en plusieurs endroits est cicatricielle et adhère à l'os.

Dans la gorge, existe une dépression cicatricielle de la voûte palatine, de la luette et des amygdales. Le 2° métacarpien droit est fortement raccourci, la peau y est adhérente au niveau d'une cicatrice.

Les affections articulaires remontent à quatre mois : elles occupent toutes les articulations unissant la 1re et la 2e phalanges aux 2 mains, et aussi les deux coudes. Toutes les articulations des doigts malades ont l'aspect suivant : augmentation de volume des extrémités articulaires, épaississement de la capsule, peau normale, interligne articulaire douloureux.

Les mouvements sont libres, la flexion forcée est douloureuse. L'augmentation de volume est surtout marquée à l'extrémité proximale.

Les 2 coudes sont aussi augmentés de volume et quoique la capsule comme les extrémités articulaires semblent être le siège de cette tuméfaction, la flexion et l'extension forcées se font sans douleur.

Il n'y a aucune disposition aux affections articulaires dans la famille. Les urines contiennent une grande quantité d'albumine.

Traitement : solution d'IK à 10 pour 200, 4 cuillerées par jour.

20 janvier. — Nausées, fatigue, céphalée.

Fouquet   8

22 janvier. — Le séquestre nécrosé du front est enlevé sans difficulté.

Du 22 janvier au 21 février. — Symptômes urémiques. Les tuméfactions articulaires diminuent.

26 février. — Douleur et tuméfaction de l'articulation radio-carpienne droite avec épanchement.

Traitement : Piqûres de solution mercurielle qu'on doit cesser après la 8e à cause de l'intoxication.

4 mars. — Plus de sensibilité de l'articulation interphalangienne du deuxième doigt de la main droite.

25 mars. — La tuméfaction des articulations de la main a disparu. La malade peut se lever quelques heures dans la journée. L'albumine n'a pas diminué.

La malade, après être restée quelques semaines chez elle, revient de nouveau dans un état lamentable et meurt le 12 mai 1889 d'urémie.

Autopsie. — L'articulation du coude droit contient une dizaine de grammes de liquide clair, jaune et filant. La synoviale est épaissie et tapissée de fines et nombreuses villosités.

Sur la surface articulaire du cubitus se trouve au niveau de la trochlée une perte de substance cartilagineuse qui mesure 2 centimètres et demi dans son grand diamètre. Les bords irréguliers sont en partie taillés à pic, en partie mâchés. La profondeur de cette perte de substance atteint de 1 à 2 millimètres, nulle part l'os n'est à nu.

Sur la rotule, on voit à la face postérieure articulaire, une perte de substance cartilagineuse profonde à bords irréguliers. La partie du condyle fémoral qui repose sur cette ulcération est érodée. A la partie moyenne de la rotule, existe encore une perte de substance ayant les dimensions d'une pièce de 10 pfennig, et recouverte en partie par un prolongement de la synoviale.

A la partie verticale de la surface articulaire de l'olécrâne on voit six grosses pertes de substance cartilagineuse et une petite. Le cartilage de la portion horizontale de l'olécrâne est sain. Sur l'extrémité articulaire du radius, le cartilage a perdu sa transparence, il est érodé superficiellement et coloré en jaune. De nombreuses et fines villosités existent çà et là sur le bord des revêtements cartilagineux. L'examen microscopique montre qu'elles sont formées d'un stroma hyalin dans lequel se trouvent des fibrilles en faisceaux, et des cellules cartilagineuses dont les unes paraissent normales, les autres plus nombreuses, petites et déformées.

Dans l'articulation du coude gauche on trouve des modifications semblables : épaississement diffus de la capsule et villosités nombreuses.

Le cartilage articulaire de l'humérus est le siège d'ulcérations irrégulières, crénelées ; il en existe d'autres le long de l'insertion externe de la capsule sur la trochlée.

La surface articulaire du radius est saine.

Sur l'olécrâne 2 pertes de substance cartilagineuse. Nulle part, on ne trouve quelque chose ressemblant à des fongosités, il n'y a pas de lésions osseuses et aucune dégénérescence amyloïde des cartilages. On rencontre çà et là, sur le bord des ulcérations cartilagineuses, aux extrémités articulaires du cubitus, de l'olé-crâne, quelques amas de petites cellules visibles au microscope (70 à 100 μ de diamètre) cellules rondes et grosses cellules, qui doivent avoir la même origine que les nodus gommeux. On ne trouve aucun bacille tuberculeux dans les préparations faites suivant la méthode Ziehl-Neelsen.

Les lésions cartilagineuses doivent être considérées comme de la chondrite gommeuse.

Observation LVIII

Fracture pathologique de la cuisse gauche. — Défaut de consolidation. — Erysipèle de la face. — Mort. — Autopsie. — Lésions osseuses multiples vraisemblablement syphilitiques.

Observation IV de Gangolphe. (Ann. de Derm. et de Syph.,

25 sept. 1885, p. 453).

En ouvrant l'articulation coxo-fémorale, nous voyons sortir une certaine quantité de sérosité purulente et roussâtre. Le rebord coty-loïdien est érodé, le fibro-cartilage a disparu dans les points correspondants à ces érosions. La partie du fragment supérieur intermédiaire à la fracture et à la base du col est augmentée de volume par suite de la formation d'un tissu osseux nouveau, spongieux et friable. Le col du fémur présente d'assez nombreuses érosions. Le tissu fibreux qui la recouvre est épaissi et vascularisé. Le cartilage diarthrodial est un peu terne, mais sans perte de substance. Des coupes portant sur la tête et le col du fémur démontrent l'extension de l'ostéite sur toute la longueur. Dans la tête fémorale existent plusieurs petites portions osseuses nécrosées, jaunâtres.

L'articulation coxo-fémorale contenait un peu de sérosité purulente. Le fond de la cavité cotyloïde était érodé en 2 ou 3 points comme par coups d'ongle. Au centre de la tête fémorale droite existait une masse blanc-jaune, diffuse, à bords mal limités, mais entourés par une zone vascularisée rougeâtre. La substance jaune infiltrait le tissu osseux ; mais celui-ci ne s'était pas résorbé, n'avait pas disparu complètement, tout en étant raréfié.

La lésion présentait à peu près les dimensions d'une pièce de un franc. Au point de vue histologique, cette altération présentait tous les caractères du syphilome.

Diagnostic. — Il est très important de savoir reconnaître dans la pratique, une pseudo-tumeur blanche syphilitique, de façon à lui opposer le plus rapidement possible le traitement qui lui convient.

Quelquefois ce diagnostic est très facile. Quand il existe en même temps qu'une ostéo-arthropathie, des lésions syphilitiques d'autres organes et en particulier de la peau en évolution. Il suffit alors d'y penser. Dans d'autres cas, le diagnostic est rendu très difficile, soit qu'il n'existe aucune autre manifestation syphilitique actuelle ou ancienne (cicatrices), soit que le malade de bonne foi ou à dessein prétend ignorer qu'il a la syphilis, soit enfin que le malade manifestement tuberculeux présente en outre, une ostéo-arthropathie syphilitique. (Observation LXII de Sergent).

Dans la majorité des cas, cependant, les difficultés ne sont pas insurmontables. Nous envisagerons ce diagnostic aux 3 périodes cliniques que nous avons décrites précédemment.

1° A la première période. — Période douloureuse

Il faudra distinguer les douleurs de cette période, douleurs osseuses et périostiques avec les périostites, les chondrites, les ostéites. Les périostites tuberculeuses, blennorrhagiques, existent surtout sur la continuité des os longs plutôt qu'à leurs extrémités ; elles s'accompagnent très fréquemment de coloration rosée des téguments en rapport avec une élévation locale de température. Les chondrites isolées sont rares et s'accompagnent presque toujours d'ostéites.

Nous avons déjà parlé des ostéalgies, nous n'y reviendrons pas.

L'ostéo-périostite rhumatismale, les pseudo-rhumatismes osseux, simples ostéites infectieuses ayant la grippe ou la blennorragie pour cause se reconnaîtront aisément.

Les ostéomyélites, et en particulier l'ostéomyélite tuberculeuse et l'ostéomyélite chronique d'emblée bien décrites par Demoulin pourraient faire hésiter. Mais ces ostéomyélites s'accompagnent de poussées inflammatoires. les douleurs sont plus vives et surtout, il leur manque le grand caractère d'être plus vives la nuit que le jour, ce qui existe pour la syphilis. Ces ostéomyélites, en outre, ont une tendance plus grande à évoluer vers la suppuration.

2° *A la 2ᵐᵉ période. — Période d'hyperostose*

A cette période où l'articulation atteinte est seulement augmentée de volume sans liquide, le diagnostic doit être fait avec les périostoses, avec l'ostéosarcome, le rhumatisme chronique, l'arthropathie tabétique, l'ostéite déformante et l'ostéo-arthropathie hypertrophiante pneumique.

Les périostoses infectieuses (tuberculeuses, blennorragiques, rhumatismales) sont le siège d'une douleur très vive, qui n'a aucune tendance à s'exaspérer la nuit. Elles s'accompagnent de rougeur et de chaleur des téguments qui recouvrent l'os atteint.

Le diagnostic avec l'ostéosarcome est un peu plus délicat, quoique dans cette dernière affection la jointure acquiert rapidement un volume beaucoup supérieur.

L'augmentation de volume est rapide, la température locale serait plus élevée suivant Verneuil ; à la surface de la tumeur, il existe un réseau veineux développé. L'augmentation de volume est limitée à un seul os et généralement les mouvements articulaires sont peu gênés.

Le gonflement n'a pas partout la même consistance. Dans l'ostéo-arthropathie, à cette période, le gonflement, uniquement osseux est uniformément dur ; dans le sarcome, il est dur en certains points, mou en d'autres et l'état général devient rapidement très mauvais.

A l'examen radiographique, l'ostéosarcome reste toujours transparents aux Rayons X, tandis que la syphilis donne des images d'hyperostose sous-periostée (Broca).

Le rhumatisme chronique est une affection qu'on rencontre surtout à un âge avancé et chez des gens qui ont eu à plusieurs reprises déjà des poussées articulaires : il existe des craquements dans les mouvements de la jointure, qui sont du reste douloureux et limités.

L'arthropathie tabétique à la troisième période de son évolution, ou de déformations osseuses a été précédée d'une période d'épanchement articulaire. On observe en même temps des lésions hypertrophiques et atrophiques ; la laxité des ligaments permet la production de subluxation. En outre, il existe tout un cortège de symptômes qui font éviter l'erreur. Ces malades sont bien d'anciens syphilitiques, mais les lésions articulaires qu'ils présentent sont sous la dépendance immédiate des lésions médullaires du tabes. Ces arthropathies ne sont plus infectieuses à proprement parler, mais nerveuses, trophiques.

L'ostéite déformante ou maladie osseuse de Paget dans laquelle l'hypertrophie osseuse s'accompagne de ramollissement du squelette et par conséquent d'incurvation des os longs.

Ces hypertrophies portent souvent sur le crâne, les os longs, elles sont symétriques, la taille en est diminuée, la démarche spéciale, l'attitude simiesque.

L'ostéo-arthropathie hypertrophiante pneumique décrite par P. Marie (1890), dans laquelle l'hypertrophie osseuse généralement symétrique porte d'abord sur les mains et les poignets, accompagne une affection pulmonaire chronique et serait due à une irritation provoquée par les principes toxiques fabriqués au niveau du foyer de suppuration pulmonaire.

Ces principes toxiques dus à l'agent pathogène encore inconnu de la syphilis seraient capables de produire aussi de ces astéo-arthropathies hypertrophiantes. Heinrich, Schmidt, Smirnoff en ont rapporté chacun un cas ; nous donnons l'observation d'un troisième cas observé par Ed. Chrétien.

OBSERVATION LIX

Syphilis. — Ostéo-arthropathie hypertrophiante. — Autopsie. — Gommes du foie.

Observation de Ed. Chrétien. Revue de médecine, 1893, p. 326.
(*Résumée*).

Mme Zoé, 54 ans, Salle Andral à l'hôpital de la Charité.

Antécédents héréditaires. — Pas de syphilis, ni de tuberculose.

Antécédents personnels. — N'a pas été malade pendant son enfance. Réglée à 16 ans. Grossesse à 20 ans, accouchement à terme d'un enfant qui mourut au bout de huit jours, de cause inconnue. Pas de syphilis, pas de fausse couche.

Une première attaque de rhumatisme articulaire qui dura 4 mois et qui laissa des troubles cardiaques. A ce moment, la malade qui avait 21 ans, eut sur la face des manifestations lupiques bilatérales, pour lesquelles elle fut soignée 14 mois à St-Louis dans le service d'Hillairet. Jamais d'autres manifestations tuberculeuses.

Ménopause à 51 ans. A ce moment, épistaxis répétées pendant deux ans. Augmentation de volume et douleurs de l'hypochondre droit. Dyspnée, œdème des membres inférieurs.

Trois érysipèles successifs de la face, qui laissèrent à la région cervicale gauche des cicatrices résultant d'abcès.

Légères douleurs à l'extrémité des doigts, les dernières phalanges se déforment. Entre en 1891 à Beaujon où elle est soignée dans le service de M. Guyot, comme cardiaque pendant dix mois. Elle en sort, reste 8 jours chez elle et est obligée de rentrer de nouveau à l'hôpital de la Charité, salle Andral. On porta le diagnostic d'affection cardiaque et de néoplasme du foie. L'affection cardiaque fut diagnostiquée par Durozier, lésion congénitale, probablement rétrécissement, portant sur l'orifice pulmonaire.

Quand nous avons vu la malade au mois de février 1891, nous avons remarqué immédiatement les déformations ostéo-arthropathiques.

Etat de la malade en février 1892. — Aspect cachectique. Traces du lupus ancien. Nez en lorgnette comme on le rencontre fréquemment chez les syphilitiques héréditaires. Au palais, absence de luette, déformation des piliers provoquant un peu de nasonnement et la régurgitation par le nez des aliments liquides. La malade ne se rappelle nullement à quelle époque peut remonter cette malformation, si elle est congénitale, quelle en est la cause.

Lésions ostéo-arthropathiques. — *Membres supérieurs*. — Aux mains. renflement transversal de la dernière phalange. altérations trophiques des ongles », qui sont bombés en verre de montre.

Le poignet est nettement déformé : épaississement transversal des extrémités inférieures des deux os de l'avant-bras.

Le coude. surtout à droite. est augmenté de volume. Sa circonférence mesure à droite 23 centimètres. à gauche. 21.5. La pression est douloureuse au niveau des articulations. Les mouvements de l'épaule et du coude sont pénibles et douloureux.

Membres inférieurs. — La jambe a un aspect cylindrique, comme œdématiée. sans que la pression y détermine la formation d'un godet : l'épaississement siège donc bien dans les parties profondes et dans l'os.

Au pied, les métatarsiens sont volumineux, surtout le premier; les orteils sont déformés, en battant de cloche. Altération trophique des ongles.

Aux genoux il existe un épanchement surtout à gauche, douleur à la pression.

La circonférence du genou droit mesure 34 cent. 7, celle du genou gauche 36 cent.

La malade est montrée (25 mars) à M. Chauffard, qui fait le diagnostic de foie syphilitique. pour l'augmentation de volume irrégulière de cet organe et qui conseille le traitement spécifique.

Samedi 26 mars. — Poids 57 kilogs. Traitement : IK, 2 grammes ; sirop de Gibert, une cuillerée à soupe.

Ce traitement n'amène qu'une faible diminution de volume du foie. L'état de la malade va en empirant; dans les mois qui suivent des eschares se forment au siège, et dans la dernière semaine de janvier. la malade tombe dans un état semi-comateux et meurt dans la nuit du 24 au 25 janvier.

Autopsie. — Liquide ascitique assez abondant. Le foie pèse 1800 grammes. La face supérieure au lieu d'être lisse est bridée en différents sens par des sillons plus ou moins sinueux, plus ou moins profonds. C'est l'aspect typique du foie ficelé.

En sectionnant le foie à sa partie moyenne, on tombe sur une gomme située environ à 1 cent. au-dessous de la surface et du volume d'un œuf de pigeon. La surface de coupe est marbrée et criblée de gommes de petit calibre dont le volume oscille entre celui d'une tête d'épingle et celui d'un pois.

Dans le poumon droit qui adhère au diaphragme, on ouvre à quelques centimètres au-dessus de celui-ci, c'est-à-dire à la base une excavation en plein parenchyme ayant le volume d'un œuf, déchiquetée. renfermant une substance mi-caséeuse, mi-crétacée.

Dilatations bronchiques dont les plus volumineuses égalent une noisette.

Citons pour mémoire, certaines ostéo-arthrites, d'origine lépreuse (Sawtschenko) qu'on observe qu'exceptionnellement dans nos contrées.

Nous devons enfin pour être complet parler de deux localisations particulières de l'ostéo-arthropathie syphilitique tertiaire. C'est d'abord la localisation aux vertèbres et aux articulations qui les unissent. Ces ostéo-arthropathies s'accompagnent surtout de symptômes nerveux dus à la présence de la moëlle qui secondairement peut être comprimée ou enflammée. Le tableau clinique rappelle d'assez près celui du mal de pott tuberculeux pour avoir reçu le nom de pseudomal de pott syphilitique.

Enfin quand l'ostéo-arthropathie siège aux articulations métacarpo-phalangiennes et phalango-phalangiennes, elle revêt un aspect particulier qui simule jusqu'à un certain point le spina ventosa tuberculeux. Ces dactylites syphilitiques gommeuses sont du reste quelquefois désignées sous le nom de spina ventosa syphilitiques. Nous en donnons une observation due à Mracek.

OBSERVATION LX

Dactylite, syphilitique multiple.

Observation de Mracek. Wiener Dermat. Gesellschaft,
23 janvier 1901.

Homme de 30 ans, ayant contracté la syphilis en juillet 1895. En décembre, exanthème et paronychie du pouce gauche. Plus tard le 3e orteil du pied gauche et, enfin, les deux index furent successivement atteints. Dans ces derniers temps, tuméfaction et rougeur des doigts déjà malades et, de plus, douleurs dans la deuxième phalange du pouce gauche qui est épaissie, tuméfiée avec peau bleuâtre. L'ongle est déformé, soulevé et fendillé. La tumeur n'est pas douloureuse. A l'index, l'épaississement de l'os et des parties molles s'étend aux deux premières phalanges, sur la main droite l'extrémité de l'os métacarpien de l'index est tuméfiée et remplie d'une masse élastique à coloration livide. La première phalange du pouce est tuméfiée et douloureuse ; il en est de même des dernières phalanges des premier et cinquième orteils du pied gauche. La radiographie a montré que les lésions des os malades avaient des contours plus clairs et diffus avec des vamoles plus nettes et plus claires correspondant à la raréfaction atrophique de la substance osseuse. Sur l'os du nez, à droite, la peau est rouge sur l'étendu d'un haricot avec tuméfaction de l'os. Jusqu'à présent, il n'existe pas de nécrose ulcéreuse des infiltrats syphilitiques. Ce malade a été soumis depuis le début de l'infection à plusieurs reprises à un traitement spécifique.

3° *A la troisième période.* — *Période d'épanchement*

Le diagnostic est à faire ici avec toutes les affections articulaires s'accompagnant d'épanchement.

C'est d'abord avec toutes les variétés d'hydarthrose qu'on devra distinguer l'arthropathie syphilitique tertiaire accompagnée d'épanchement.

L'hydarthrose traumatique reconnaît dans son histoire un traumatisme plus ou moins violent. Mais il faut savoir, que de même que Max Schuller l'a montré pour la tuberculose, un traumatisme sur une articulation peut déterminer sur celle-ci la localisation d'une syphilis en évolution. Percy Paton en rapporte une observation (Observ. XXXI).

L'hydarthrose vulgaire, dite à frigore, ou sans cause est bien souvent, on le sait, la première manifestation d'une tuberculose (hydrops tuberculosus). Elle se distingue de l'ostéo-arthropathie syphilitique par l'absence de douleur, et aussi l'absence d'hyperostose.

L'hydarthrose syphilitique secondaire a été étudiée précédemment, nous n'y revenons pas. Le rhumatisme articulaire subaigü, le rhumatisme blennorhagique s'accompagnent de symptômes qui permettent le plus souvent de les différencier.

Pour l'hémarthrose, la ponction révèle la nature du liquide épanché, mais il ne saurait s'agir d'hémarthrose syphilitique, celle-ci n'ayant jamais été observée.

Les kystes hydatiques des articulations, constituent une affection d'une grande rareté,

Reste la tumeur blanche tuberculeuse, qui, elle, est fréquente et dont le diagnostic avec les arthropathies syphilitiques tertiaires sont quelquefois d'une grande difficulté.

Ces deux affections qui se ressemblent par certains points se distinguent l'une de l'autre par un certain nombre de caractères sur lesquels nous devons insister en raison de l'importance de ce diagnostic.

Signes physiques : Lorsqu'on examine comparativement deux articulations atteintes, l'une de tumeur blanche tuberculeuse, l'autre de pseudo-tumeur blanche syphilitique, on remarque que dans la T.B.T. le réseau veineux est plus marqué que le gonflement de la jointure sans être plus fort que dans la P.T. B.S.; ne présente pas à la main qui explore les mêmes sensations. Dans la T.B.T. le gonflement est de consistance inégale, dur en certains points, pâteux, mollasse fongueux, en d'autres, donnant plutôt la sensation d'une fausse fluctuation que celle d'une fluctuation franche et nette. Au contraire dans la P.T.B.S. le gonflement uniquement constitué par l'hyperostose des extrémités articulaires et par l'épanchement, offre des saillies osseuses franchement et uniformément dures et résistantes, et aussi une sensation de fluctuation nette et vraie. On ne sent pas de fongosités. Le plus souvent dans la T.B.T. il existe au voisinage de l'articulation malade des orifices fistuleux qui conduisent le stylet jusque sur une surface osseuse dénudée. Ces orifices fistuleux sont pigmentés, violacés, la peau à leur niveau est décollée, et ils laissent suinter un pus sanieux et mal lié. Quand il existe au pourtour d'une articulation des orifices de gommes syphilitiques ouvertes, ils sont assez régulièrement arrondis, taillés à l'emporte-pièce plutôt que décollés et ils donnent passage à du pus crémeux gommeux au moment de l'ouverture de la gomme et se sèchent ensuite assez rapidement. Il est assez rare que ces fistules conduisent jusqu'à l'os.

Dans la tuberculose, il est presque de règle d'observer dans la région ganglionnaire correspondant à la jointure malade, quelques ganglions augmentés de volume ; c'est l'exception dans la P. T. B. S.

Rien qu'à l'examen de l'articulation malade, on remarque qu'il existe des attitudes vicieuses et des contractures fréquentes dans la T. T. B. T. et qui font défaut dans la P.T. B.S.

Signes fonctionnels : Ces attitudes vicieuses, ces contractures sont liées d'une part à la douleur des mouvements articulaires et d'autre part à l'étendue des lésions.

Ces douleurs dans la T. B. T. sont constantes, spontanées et s'exagèrent aux moindres mouvements de l'article.

Le malade lui-même met son membre dans la position qui lui cause le moins de douleur et favorise ainsi les attitudes vicieuses. Dans la syphilis, les mouvements n'étant que peu douloureux, ceux-ci restent libres et l'on ne rencontre pas les contractures de ces attitudes vicieuses.

Rapidement dans la tuberculose les mouvements deviennent limités ; ils restent relativement libres dans la syphilis.

Signes généraux : Les signes généraux aussi sont très différents dans les deux affections. Dans la P.T. B.S. l'état général, s'il n'est pas entièrement conservé, n'est jamais aussi atteint que dans la T.B.T.

Dans la tuberculose, fatigué par la souffrance, affaibli par le manque d'appétit, les malades présentent le plus souvent d'autres manifestations tuberculeuses dont les plus fréquentes sont la phthisie pulmonaire et la tuberculose laryngée.La fièvre à grandes oscillations est de règle et contribue encore à affaiblir ces malades.

Dans la P.T. B S. les patients, s'ils ont souvent le sommeil entravé par les douleurs articulaires nocturnes, conservent l'appétit.

Ils présentent fréquemment d'autres lésions syphilitiques : les plus fréquentes sont les gommes cutanées. On ne note pas de température anormale.

Enfin alors que le traitement mercuriel et ioduré, qui reste la pierre de touche dans les cas douteux, demeure sans résultat quand il est dirigé contre la T. B. T. est suivi d'une amélioration manifeste et rapide dans la plupart des cas de P. T. B. S

Ces caractères différentiels peuvent être résumés dans le tableau suivant :

DIAGNOSTIC DIFFÉRENTIEL DES OSTÉO-ARTHROPATHIES SYPHILITIQUES TERTIAIRES AVEC LES TUMEURS BLANCHES TUBERCULEUSES.

TUMEUR BLANCHE TUBERCULEUSE	PSEUDO-TUMEUR BLANCHE SYPHILITIQUE
Signes physiques.	
Réseaux veineux plus marqué. Gonflement de consistance inégale. Empâtement fongueux. Fausse fluction. Orifices de trajets fistuleux cutanés fréquents. Engorgement ganglionnaire correspondant de règle. Contractures. Attitudes vicieuses.	Réseau veineux moins marqué. Gonflement osseux, dur. Fluctuation vraie. Orifices de trajets fistuleux rares. Engorgement ganglionnaire rare. Ni contracture, ni attitude vicieuse.
Signes fonctionnels.	
Mouvements très limités, douloureux. Douleurs spontanées violentes.	Mouvements conservés ou gênés seulement par l'épanchement. Douleurs peu marquées et surtout nocturnes.
Symptômes généraux.	
Etat général très mauvais. Coexistence des lésions tuberculeuses pulmonaires ou laryngées. Température à grandes oscillations. Marche essentiellement chronique, nullement influencée par le traitement mercuriel.	Etat général conservé assez bon. Coexistence de lésions syphilitiques tertiaires ou viscérales. Température normale Marche assez rapide sous l'influence du mercure.
Anatomie pathologique.	
Synoviale très malade. Fongosités. Liquide purulent. Séquestres osseux fréquents. Fusées purulentes dans les diaphyses.	Synoviale épaissie. Pas de fongosités. Liquide clair. Séquestres osseux rares. Lésions localisées aux épiphyses.

Le diagnostic est quelquefois rendu particulièrement difficile quand il se développe une ostéo-arthropathie chez un malade qui est à la fois syphilitique et tuberculeux. Nous reproduisons à ce sujet l'observation fort intéressante de Sergent.

OBSERVATION LXI

Pseudo-tumeur blanche syphilitique du coude gauche chez un tuberculeux.

Observation de E. Sergent. Bulletin de la Société médicale des Hôpitaux, n° 8 — 9 mars 1905, p. 186.

M... Isidore, journalier, âgé de 51 ans, entre à l'hôpital Boucicaut, le 13 octobre 1904, se plaignant de tousser et « d'avoir le coude gauche ankylosé ».

Antécédents héréditaires. — Rien à signaler.

Antécédents colatéraux. — Une sœur morte tuberculeuse.

Antécédents personnels. — A 25 ans, à la suite d'une blennorrhagie, il fut atteint d'une violente cystite qui n'a jamais complètement disparu, et qui, compliquée depuis de rétrécissement de l'urètre, provoque souvent des crises intermittentes de rétention d'urine.

Il y a cinq ans, M... contracta la syphilis. Il fut soigné à l'hôpital Ricord pendant un mois ; on voit encore sur la verge la cicatrice du chancre ; celui-ci fut suivi, au bout de quelques mois, de l'apparition de larges syphilides, ulcéro-crustacées, disséminées sur toute la surface du corps, et qui nécessitèrent un second séjour d'un mois à l'hôpital Ricord. En dehors de ces deux séjours, M... n'a suivi aucun traitement ; il n'a pas eu, d'ailleurs, d'autres accidents depuis quatre ans.

Il y a trois ans, M.... qui avait toujours été tousseur et s'enrhumait facilement l'hiver depuis quelques années se mit à tousser davantage ; il perdit l'appétit et maigrit peu à peu. Avant la syphilis, il pesait 100 kilogs, actuellement, il ne pèse plus que 62 kil 200.

Il n'a jamais eu d'hémoptysie, mais expectore chaque jour une assez grande abondance de crachats muco-purulents, franchement nummulaires, dans lesquels l'examen décèle la présence d'assez nombreux bacilles de Koch.

L'examen de la poitrine donne les résultats suivants, le jour de l'entrée :

Sommet gauche : en avant, submatité, respiration rude et souf-

flante, crachements secs ; en arrière, submatité, respiration soufflante et craquements secs.

Sommet droit : en avant, sonorité normale, respiration rude
et prolongée ; en arrière, légère submatité, quelques rares craquements secs.

En outre, depuis 4 mois, M... éprouve une gêne dans les mouvements du coude gauche ; cette gêne fut d'abord insignifiante, ap-
paraissant seulement à l'occasion des mouvements étendus ; elle
s'accentua progressivement, au point d'accompagner de douleurs
assez vives dans les mouvements, les chocs, les tiraillements ; peu
à peu l'extension complète devint impossible, en même temps
que l'articulation devenait le siège d'un gonflement évident. M..,
alla se faire soigner à Tenon sans obtenir la moindre amélioration.

Le jour de son entrée à Boucicaut, l'avant-bras est légèrement
fléchi sur le bras, l'extension complète est absolument impossible
les mouvements du coude sont très douloureux, mais il n'y a aucune douleur spontanée. L'articulation est déformée, légèrement
globuleuse ; la saillie de l'olécrâne est moins apparente en raison
du gonflement des culs de-sac latéraux de la synoviale ; au niveau
de ces derniers on perçoit une rénitence voisine de la fluctuation
et donnant la sensation de fongositées profondes ; la pression exer-
cée sur les extrémités osseuses particulièrement sur la pointe de
l'olécrâne provoque une vive douleur.

En somme les caractères objectifs de cette arthropathie sont ceux
de la tumeur blanche ; comme il n'existe aucune autre localisation
articulaire et comme le sujet est indubitablement tuberculeux, on
pourrait être tenté d'accepter sans discussion, le diagnostic d'ostéo-arthrite tuberculeuse du coude datant de 4 mois. Cependant
M... est aussi syphilitique, bien plus, il a vu se développer en
même temps que le début de cette arthropathie, il y a 4 mois, sur
la face dorsale du poignet droit, une ulcération non douloureuse,
qui s'étendit progressivement. Cette ulcération, qui a les dimensions d'une pièce de 5 francs, est recouverte d'une croûte épaisse,
ostréacée, ses bords sont circinés, sa couleur rouge sombre à la périphérie. Une ulcération identique, dont le malade ne s'est pas
aperçu, et qui est beaucoup plus petite, se voit sur la jambe droite,
au voisinage du genou.

Ces 2 ulcérations, au dire du malade, sont analogues à celles qui
apparurent quelques mois après le chancre, et dont on voit les cicatrices nettement pathognomoniques. Ce fait nous engage à repous-
ser le diagnostic de tuberculose cutanée, à forme ulcéro-croûteuse

et à admettre la nature syphilitique de ces ulcérations. Considérant d'autre part, que le début de ces ulcérations a coïncidé avec celui de l'arthropathie du coude, nous n'admettons la possibilité d'un réveil de la syphilis chez ce tuberculeux et nous décidons de le soumettre au traitement spécifique. Nous nous assurons, au préalable, que ses reins fonctionnent bien et qu'il n'est porteur d'aucune tare viscérale. Il n'a ni fièvre, ni diarrhée.

Traitement. — Nous repoussons l'emploi de l'iodure de potassium ainsi que nous avons coutume de le faire chez les syphilitiques tuberculeux, pour éviter les poussées congestives du poumon.

Les ulcérations seront recouvertes de compresses d'eau bouillie pour faire tomber les croûtes.

Le traitement mercuriel, consistera en une injection quotidienne de 2 centigrammes de bi-iodure de mercure.

La première injection est faite le lendemain de l'entrée, le 14 octobre. Le malade pèse 62 kilogs 200.

Dix jours après, M... a gagné près de 2 kilogs, il se sent amélioré, il mange beaucoup mieux, les ulcérations cutanées sont en voie de cicatrisation ; du côté du coude, les mouvements sont limités, moins douloureux, le gonflement à diminué.

Après la 20° injection (3 novembre), M... a gagné encore 1 kil. les ulcérations cutanées sont sèches, l'articulation du coude a repris sa forme normale, les mouvements sont libres, seule persiste encore une légère douleur provoquée par une pression forte sur la pointe de l'olécràne.

Après la 30° injection (13 novembre), M... a gagné 1 kil. 200. Il pèse 66 kilogs. 200 ; il n'y a plus trace d'arthropathie.

Pendant ce mois de traitement, l'expectoration considérablement diminué ; les crachats ont perdu l'aspect nummulaire les bacilles ont disparu.

Les injections de bi iodure, suspendues le 15 novembre, furent reprises le premier décembre et M..., quitta l'hôpital après avoir reçu 60 injections, le 10 janvier 1905, complètement guéri de son arthropathie et considérablement amélioré dans son état général.

Le malade reçu le premier mars, pèse 67 kilogs, a conservé une légère douleur sur la la tête de l'olécràne et je pense qu'une nouvelle série d'injections de bi-iodure aura rapidement raison d'une arthropathie qui avait duré 4 mois avant d'être soumise au traite- qui lui convenait.

Le diagnostic, dans des cas semblables à celui rapporté par Sergent, est quelquefois bien difficile. Le tableau de l'ostéo-chondro-arthropathie n'est souvent plus typique, il se produit une affection qui reçoit des deux grandes diathèses, tuberculose et syphilis, un cachet particulier, et ce que disait Ricord à propos des tumeurs blanches syphilitiques pourrait s'appliquer à ces cas. « Si chez ces individus (les tuberculeux), dit-il, une tumeur blanche vient à apparaître, elle présente des caractères mixtes de vérole et de scrofule contre lesquels réussiront à merveille les iodures de mercure ».

Mais alors le traitement d'épreuve par le mercure et l'iodure de potassium qui était si précieux au point de vue diagnostic que devient-il ? Il faut bien le dire, il existe un certain nombre d'observations où des lésions de nature franchement tuberculeuses ont guéri par le mercure. Quelles sont les lésions tuberculeuses qui sont améliorées par un traitement mercuriel ? Nous n'en savons rien encore. Plusieurs faits ont été notés, mais aucune étude d'ensemble n'a été faite de parti pris. Il est probable que dans certains cas de tuberculose, les mercuriaux agissent comme antiseptiques, bactéricides. Mais tout cela ne saurait retirer aux préparations mercurielles leur action spécifique dans la syphilis.

2° *Périsynovites gommeuses tertiaires*.

INFILTRATION GOMMEUSE PÉRISYNOVIALE DE LANCEREUX

Cette forme d'arthropathie syphilitique tertiaire est caractérisée par l'existense de foyers gommeux qui se développent au niveau d'une articulation dans le tissu cellulaire périsynovial.

« La présence des masses indurées de forme et d'étendue variables dans les tissus cellulaires et fibreux qui doublent la synoviale est caractéristique de cette variété », (Richet).

Lancereaux le premier, l'a bien décrite en 1873 ; le professeur Fournier l'appelle fibro-synovite tertiaire ; nous croyons pouvoir lui donner le nom de *périsynovite gommeuse tertiaire*, en réalité comme nous le verrons, la synoviale n'est que secondairement atteinte, c'est donc plutôt une périsynovite qu'une synovite. Lancereaux lui donne le nom d'infiltration gommeuse périsynoviale. « Production sourde et lente de dépôts gommeux et épanchement dans la synoviale qui paraît dû à l'irritation secrétoire qui se développe sous l'influence de ces dépôts gommeux » (Mauriac).

Fréquence. — Cette forme est moins fréquente que la précédente.

Dates d'apparition. — Elle se montre à une période relativement précoce, de 5 à 8 ans après l'accident initial.

Localisations. — Le genou est le siège de prédilection parce qu'il est plus riche en tissu cellulo-graisseux, puis viennent les coudes, le poignet, l'articulation tibio-tarsienne.

C'est une affection le plus souvent monoarticulaire.

Symptômes. — Son début est lent, progressif ; quand les malades s'en aperçoivent et surtout se décident à consulter, les lésions sont déjà avancées. A la période d'état, lorsque le malade se présente avec une périsynovite gommeuse du genou, voici ce qu'on constate.

Le genou est augmenté de volume par un épanchement liquide qu'on perçoit facilement par la palpation de la jointure et qui n'est jamais considérable.

Il n'existe pour ainsi dire pas de douleurs articulaires. La main qui palpe, sent que la synoviale est inégale, souple en certains endroits, épaissie « *cartonneuse* » en d'autres, « comme si la synoviale était doublée d'un blindage pseudo-membraneux ferme et résistant » (Fournier). Ces portions de la synoviale qui sont épaissies et dures ne sont que des infiltrats dûs à l'irritation périsynoviale qui « *blindent* » cette dernière et comme dit le professeur Fournier « rapprochement curieux : c'est un signe de même ordre, à savoir le signe dit de Ricord, constitué par des plaques dures blindant et soulevant l'albuginée, qui contribue à caractériser cliniquement le sarcocèle de la syphilis ».

Nulle part on ne sent de fongosités.

« Les mouvements spontanés comme les mouvements provoqués ne déterminent aucune douleur. On peut appuyer impunément sur la synoviale ; on peut impunément presser les surfaces articulaires l'une contre l'autre » (Méricamp). C'est là un signe important qui différencie la périsynovite gommeuse de la forme précédemment décrite ou ostéo-chondro-arthropathie dans laquelle on trouvait un point osseux sensible à la palpation.

Il n'existe donc dans cette forme ni fongosités, ni douleur, ni attitude fixe du membre, il est donc nécessaire de séparer la périsynovite gommeuse de l'ostéo-chondro-arthropathie et impossible d'autre part de confondre la périsynovite avec la tumeur blanche tuberculeuse.

La périsynovite gommeuse est très sensible à l'action du traitement anti-syphilitique. Cependant comme le plus souvent, les malades ne se soignent que lorsque les lésions ont déjà acquis une certaine étendue, il persiste fréquemment des craquements ou une gêne articulaire plus ou moins marquée.

Quelques cas sont plus rebelles et durent des années, (4, 6 ou 8 ans).

Comme pour l'ostéo-arthropathie, et même plus souvent que pour elle, la périsynovite gommeuse peut se compliquer de la formation de corps étrangers articulaires dûs à la pédiculisation des noyaux épaissis de la synoviale. Toussaint en rapporte deux observations.

Un homme entre à l'hôpital pour se faire opérer de deux corps étrangers d'un genou, corps que l'on constate d'une façon très précise sous forme de « petites masses dures, grosses comme de petites noix, mobiles, se cachant en général derrière la rotule ». Comme il présente simultanément sur le même genou des ulcérations syphilitiques que pourraient intéresser les incisions à pratiquer pour l'arthrotomie, on diffère l'opération, et en vue de ces ulcérations et d'une hypérostose tibiale concomitante, on administre l'iodure de potassium (de 1 gr. 50 à 4 gr. par jour). Quelque temps après, on n'est pas médiocrement étonné de voir les corps étrangers du genou diminuer de volume et s'amoindrir progressivement. Puis au 48ᵉ jour. quand on les cherche pour se rendre compte de ce qu'ils sont devenus. on ne les retrouve plus. Ils avaient complètement disparu (Voir Obs. LXII).

Le professeur Fournier qui rapporte cette observation ajoute « quelle leçon ! Si l'on eut opéré ce malade. il eût pu mourir, alors que l'iodure l'a guéri en sept semaines ».

L'ankylose se rencontre encore quelquefois comme terminaison de cette périsynovite gommeuse et c'est dans ces cas qu'on est obligé d'intervenir par la résection (Middeldorpf).

Enfin les foyers gommeux périsynoviaux peuvent s'ouvrir et se vider dans la synoviale. « Ce qui détermine une assez vive réaction et court risque de provoquer une arthrite aiguë. Il peut arriver aussi que la nécrose et l'élimination des produits gommeux, d'une part ulcèrent les téguments, de l'autre détruisent une partie de la synoviale et ouvre sa cavité. Il en résulte, on s'en doute bien, les plus fâcheux accidents. C'est là une porte d'entrée à l'infection et il se produit une arthrite suppurée » (Morestin).

Coulson (the Lancet 1858) a vu ainsi une gomme suppurée du genou s'ouvrir dans la synoviale et produire une arthrite suppurée qui nécessita l'amputation.

Observation LXII

Syphilis. Corps étrangers du genou gauche. — Syphilis. Traitement et disparition des corps étrangers par l'iodure de potassium.

Obs. de Toussaint relatée dans la thèse de Méricamp, p. 32.

B..., né à Autun, 32 ans, journalier, avait toujours joui d'une bonne santé, lorsque, il y a sept ans, ses jambes vinrent à enfler et des douleurs se manifestèrent dans les deux genoux. A la suite d'un repos de quinze jours, il put reprendre son travail pendant trois mois, puis le gonflement reparut tout en restant limité aux genoux et céda de nouveau au repos et aux frictions. Le même accident se renouvela plusieurs fois, et B... qui attribuait sa maladie à l'humidité des lieux dans lesquels il travaillait prit le parti de changer son métier pour celui de corroyeur, mais le gonflement des genoux n'en persista pas moins éloigné. Il y a neuf ans, un médecin reconnut dans le genou gauche la présence de deux corps

mobiles, l'un du côté interne, l'autre du côté externe de l'articulation. Lorsque l'un des corps venait se placer pendant la marche
en arrière de la rotule, il occasionnait une douleur très vive qui
forçait le sujet à s'arrêter tout à coup, et cet accident ne manquait
pas de rendre chaque fois pour quelques jours le genou volumineux et douloureux.

Au printemps de 1880, le malade alla aux eaux d'Aix, mais n'en
retira aucun bénéfice et comme il lui avait été dit qu'une opération
était absolument nécessaire pour la guérison, il se décida à entrer
à l'Hôtel-Dieu de Lyon, le 22 juin 1880, où il fut placé salle St-Phi-
lippe, nᵒ 7. Constatations faites à son arrivée : Tuméfaction considérable du genou gauche, culs-de-sac synoviaux fortement distendus par du liquide, fluctuation et choc rotulien perçus très
nettement, pas de douleur dans l'articulation, flexion un peu limitée par l'abondance de l'épanchement. Sur la face interne et la
face antéro-externe du genou, la palpation fait découvrir deux
petites masses dures, mobiles, grosses comme une petite noix ;
celle qui se présente habituellement à la face antéro-externe n'est
pas toujours sentie dans le même point et échappe complètement
à l'exploration en fuyant derrière la rotule.

En outre le malade porte à la face interne du même genou, un
peu au-dessus des condyles, une cicatrice à bords circinés, d'un
rouge cuivré, avec marbrures blanchâtres, d'une étendue de 3 à
4 centimètres dans tous ses diamètres, et qui, depuis peu, s'est
ulcérée en quelques points. Sur la face antérieure de la jambe se
trouve une autre cicatrice qui en occupe à peu près le tiers ; elle a
les mêmes caractères que celle du genou et ne laisse, comme l'autre,
aucun doute sur sa nature. Pas d'autres traces de syphilis, sauf
une légère hyperostose de l'extrémité supérieure du tibia gauche.

Avant de procéder à une opération, on tient à obtenir la cicatrisation complète des ulcérations qui pourraient compromettre les
incisions que l'on devra pratiquer.

C'est dans ce but que le malade fut soumis à un traitement par
l'iodure de poassium (1 gr. 50 centigr. par jour au début).

On ne fut pas peu étonné au bout de quelque temps de voir les
tumeurs diminuer de volume. La dose du médicament fut portée
à 4 grammes par jour. L'effacement des corps étrangers mobiles
se prononça de plus en plus et après 48 jours de traitement, ils
avaient complètement disparu. Le 13 août 1880, le malade était
guéri, les corps étrangers n'existaient plus et le genou gauche
avait repris son volume normal. Il ne restait plus qu'un léger
épaississement de la synoviale à la partie interne de l'artciulation.

Observation LXIII

**Gomme suppurée intra-articulaire. — Hydarthrose considérable du genou droit.
Tumeurs lymphatiques de la cuisse.**

Observation de Verneuil (Gaz. hebdom. 1873)

M.., 26 ans, journalier entre le 5 septembre 1872 à la salle St-Louis, à Lariboisière. Il est de stature moyenne, de constitution robuste et n'a jamais eu de maladie grave.

Cependant, il avoue avoir eu plusieurs blennorrhagies avant l'âge de 20 ans : en 1855, un chancre mou rapidement guéri ; en 1867, un chancre infectant dont l'inoculation fut négative et qui fut suivi de roséole. Il fit un séjour de deux mois au Midi.

On ne le soumit à aucun traitement et comme depuis, aucun accident secondaire ne survint, M. se considérait comme guéri. Il y a 16 mois environ, le genou droit devint malade ; la tuméfaction aurait commencé par le côté interne, au niveau du condyle fémoral. Peu à peu, elle s'est étendue et a fini par envahir la région tout entière. Jamais il n'y a eu de douleurs vives, mais seulement de la raideur, de la faiblesse et de la fatigue à la suite de la marche et du travail.

Il y a un mois environ, une plaque d'un rouge vif violacé s'est montré au côté externe de l'articulation et en moins de quinze jours, elle s'est tuméfiée, ramollie et ulcérée. M. se décide à entrer à l'hôpital. Voici ce que nous constatons. Le genou droit est considérablement tuméfié (circonférence = 50 centimètres), le gonflement occupe toute la région, mais remonte surtout en haut vers le cul-de-sac de la synoviale sans être exactement limité à ce niveau. On reconnaît sans peine une collection liquide de la jointure ; la fluctuation, la sensation de flot sont très marquées, la rotule est fort éloignée des condyles et très mobile latéralement : la mollesse extrème de la tumeur indique que la synoviale est distendue et non épaissie, non fongeuse.

Au côté externe de la jointure, au niveau du condyle fémoral, existe une ulcération régulière de l'étendue d'une pièce de cinq francs, à bords taillés à pic, un peu déchiquetés et décollés, comprenant toute l'épaisseur de la peau ; les bords sont violacés, livides ; le fond est inégal, recouvert d'une pulpe grisâtre, de débris sphacélés et adhérents et d'un pus mal lié et sanguinolent. La peau, vers la partie supérieure de l'ulcère est décollée dans l'étendue de 4 à 5 centimètres ; la pression fait sortir de cette arrière cavité un pus mélangé de détritus mortifiés. La coloration livide du tégument ne se montre qu'au niveau du clapier, dans une zone de 15 à 20 millimètres autour de l'ulcère ; partout ailleurs, sur le reste de la tumeur, le tégument a sa coloration normale, sauf en dedans où un large vésicatoire a été posé.

Du reste, indolence complète, nulle douleur au toucher, ni quand on presse les surfaces articulaires les unes contre les autres. Le genou est dans l'extension complète, mais on peut le fléchir à angle droit, au-delà on provoque une sensation incommode à la partie antérieure du genou.

Il était facile de reconnaître dans l'ulcération tous les caractères d'une gomme sous-cutanée ramollie et ulcérée ; elle s'était développée dans le tissu conjonctif sous-cutané, mais heureusement restait séparé de la synoviale par l'aponévrose fascia lata, très épaisse comme on le sait en cet endroit.

Les ganglions inguinaux n'étaient pas gonflés, mais en revanche, en remontant vers le pli de l'aine, on trouve sous la peau, saine du reste, à des distances variables, trois masses aplaties, indurées, allongées, irrégulières, de deux à trois centimètres de long et qui paraissent adhérer aux muscles sous-jacents, car mobiles dans le repos du membre, elles deviennent fixes, quand on fait contracter le biceps ou qu'on distend ce muscle par la flexion de la jambe.

Ce sont probablement des gommes à l'état de crudité, peut-être sont-ce des lymphomes syphilitiques, que j'ai décrits sous le nom de lymphangiomes tertiaires (tumeurs gommeuses de la région inguinale).

L'état général du malade est excellent ; sans autre trace de syphilis, le diagnostic me paraît évident et j'institue sur le champ le traitement suivant : Injections détersives dans le foyer de décollement, pansement de l'ulcération à l'emplâtre de Vigo. Immobilisation complète du membre dans une gouttière pour conjurer autant que possible le danger de l'ouverture secondaire dans la synoviale. Badigeonnage du genou à la teinture d'iode. A l'intérieur : Une pilule de protoiodure d'Hg de 0,05 centigr. par jour et 1 gr. d'iodure de potassium.

Au bout d'une semaine, l'amélioration est très marquée, le décollement diminue, le pus devient homogène, la plaie se recouvre de bourgeons charnus roses et vivaces, l'épanchement articulaire diminue sensiblement.

1ᵉʳ Octobre. — La plaie ne présente plus que les dimensions d'une pièce de un franc ; la teinte livide des bords est effacée. Les tumeurs sous-cutanées de la cuisse tendent à disparaître. La circonférence du genou au bord supérieur de la rotule n'est plus que de 38 centim. Malgré nos représentations, le malade, se croyant guéri, quitte l'hôpital.

OBSERVATION LXIV

Infiltration gommeuse-périsynoviale du genou gauche.

Obs. de E. Collin. — (France médicale, 19 juillet 1879.)

L... Louise, âgée de 48 ans, entre dans le service de M. Le Dentu, à l'hôpital Saint-Louis, pour une affection chronique du genou gauche, le 12 février 1879.

Au dire de la malade, le début de l'affection remonte à environ sept mois. A cette époque, le genou augmente légèrement de volume ; il y a peu de gêne dans les mouvements et quelques craquements, mais aucune douleur, ni réaction aucune.

Bientôt la malade entre à l'hôpital, et son affection est traitée successivement par des applications de teinture d'iode, plusieurs vésicatoires, la compression ouatée et enfin par des pointes de feu. Elle n'a pas obtenu toutefois de grands bénéfices de cette médication et le 12 février, elle s'est présentée à la consultation de M. Le Dentu.

A son entrée, nous constatons d'abord tous les caractères de l'hydarthrose vulgaire et un peu ancienne ; soulèvement de la rotule, choc rotulien des plus faciles à percevoir, gonflement considérable de toute l'articulation, mais surtout un développement exagéré du cul-de-sac supérieur de la synoviale.

L'exploration directe des parties fait en outre constater un épaississement général de toute la séreuse et avec d'autant plus de facilité que la peau et le tissu cellulaire sous-cutané n'offrent aucune altération appréciable.

De plus au niveau du cul-de-sac supérieur et interne de la séreuse, on trouve un épaississement plus marqué, une espèce de plaque dure, élastique, assez volumineuse, paraissant occuper la synoviale et envahir aussi les tissus environnants, tels que ligaments, fibres intérieures du vaste interne. Immédiatement au-dessus de la rotule on rencontre une plaque semblable, mais beaucoup moins volumineuse.

Les autres parties de l'articulation ne présentent pas d'altération de même nature. Toutefois on doit signaler un certain degré d'épaississement de la séreuse, de chaque côté du tendon rotulien.

Ainsi que nous l'avons déjà dit, les mouvements sont un peu gênés : la flexion ne peut guère dépasser l'angle droit, et au delà de cette limite on détermine un peu de douleur.

Enfin de nombreux et forts craquements, se font entendre dans les divers mouvements.

Indépendamment de ces diverses lésions, on constate chez cette malade, sur la limite des régions fronto-temporales, un peu au-dessus et en arrière de la queue du sourcil droit, une sorte de tuméfaction en forme de verre de montre et dépendant manifestement du tissu osseux avec lequel elle fait corps. Cette tuméfaction aurait débuté il y a 3 mois, au dire de la malade. De plus, les crêtes des 2 tibias sont fortement dentées et la face interne du tibia gauche est le siège de nombreuses irrégularités. Nulle part ailleurs on ne retrouve de semblables lésions.

Malgré les dénégations de la malade, M. Le Dentu n'hésite pas à faire le diagnostic d'artrhite syphilitique tertiaire du genou gauche. Il fonde le diagnostic d'une part sur les caractères spéciaux et caractéristiques de cette affection, d'autre part sur la co-existence de la periostose frontale et des irrégularités nombreuses et manifestes des deux tibias. Il prescrit en conséquence l'iodure de potassium à la dose de 1 gramme d'abord. Cette dose devra être élevée rapidement à 4 grammes.

12 Février. — Depuis 3 jours, la malade prend deux grammes diodure de potassium. La tuméfaction sus-orbitaire a presque entièrement disparu. Le gonflement du genou a sensiblement diminué ; une grande partie du liquide a disparu, mais les saillies sus-rotulienne et interne persistent encore. La diminution notable du gonflement articulaire permet de mieux les explorer. Le cul-de-sac supérieur et interne de l'articulation est occupé par une plaque dure, élastique, d'au moins 4 centimètres d'étendue dans le sens vertical et de 2 centimètres dans le sens transversal. Cette plaque, mobile sur le dos et sous la peau, se termine en haut par une surface arrondie, à convexité supérieure et paraît occuper surtout le cul-de-sac de la séreuse.

Le 25, les nodosités sus-rotuliennes ont disparu, 4 grammes d'iodure de potassium par jour.

8 Mars. — L'amélioration continue. L'articulation tout entière est recouverte de bandelettes de Vigo imbriquées.

Le 27, disparition presque complète de l'épanchement. Il ne subsiste qu'un petit noyau dur à la partie inférieure de la synoviale. La malade peut étendre et fléchir sa jambe. On ne perçoit plus de craquements.

17 Avril. — Guérison complète, la malade sort.

OBSERVATION LXV

**Infiltration gommeuse périsynoviale. Corps mobile articulaire syphilitique.
Hydarthrose du genou droit.**

Observation VI de la thèse Defontaine (1882) (p. 82)

C... Germain, 30 ans, forgeron-mécanicien, né à Dijon, s'est marié en 1873, a eu deux enfants. Le dernier est né 8 jours avant son entrée à l'hôpital : sa femme a eu une fausse couche, mais est bien portante. Son premier enfant est une petite fille qui avait trois ans et demi au moment de son entrée ici. Jamais elle n'a eu d'éruption, ni de glandes au cou ; elle a eu mal à l'œil pendant 9 à 10 mois et porte encore une taie.

A l'âge de 20 ans, il a eu une blennorrhagie qui a duré deux mois, et en même temps, dans la rainure balano-préputiale un petit bouton avec écorchure qui a duré un mois. On voit à cet endroit, un peu à droite du frein, une cicatrice évidente. Il n'aurait eu ensuite aucun accident secondaire.

En 1878, est survenu à la face externe de la cuisse droite un bouton qui s'est ulcéré. Il a été traité et guéri par des cataplasmes et de l'iodure de potassium. On voit encore à cette place une cicatrice, des dimensions d'une pièce de cinq francs, arrondie, formée par des îlots blanchâtres, un peu durs, en partie continus, en partie séparés par des intervalles de peau saine.

A peu près à la même époque, il s'est formé sur le bord externe du bord poplité gauche un bouton qui s'est ulcéré. Il est venu consulter à St-Louis, on lui a donné de l'iodure de potassium ; après six semaines, il était guéri. Il porte encore dans le pli du creux poplité gauche deux cicatrices voisines, arrondies, grandes comme deux pièces de un franc, lisses, entourées d'une zone d'environ un centimètre, souple et pigmentée.

Dans le triangle sus-claviculaire droit, on sent une chaîne verticale de ganglions petits et indolores ; — il existe aussi des pléiades ganglionnaires dans les aines.

En 1881, 4 mois 1/2 avant son entrée, il a commencé à éprouver une grande gêne, une lourdeur dans la jambe droite avec difficulté à plier la jambe. Le genou est devenu un peu gros et en deux ou trois jours, il aurait acquis le volume qu'il présente aujourd'hui.

Dès cette époque, le malade a remarqué qu'il portait au-dessus du genou droit, vers le côté interne et en avant une grosseur qui depuis a augmenté de volume. ·

Les troubles fonctionnels sont restés stationnaires. Comme le malade, par sa profession, est obligé de se tenir debout toute la journée et à faire une heure de chemin à pied, il est fatigué. Il entre salle Ste-Marthe, service de Péan le 21 janvier 1881.

En examinant le genou droit, on est frappé d'une saillie molle située au-dessus de la rotule, au côté interne et faisant venir l'idée d'une tumeur développée dans le triceps ou le tissu cellulaire de la région.

Au-dessus et en dehors de la rotule, on voit une plus grande saillie des perties molles que du côté opposé, et la palpation montre qu'elle est dûe à leur soulèvement par du liquide dans la synoviale. On perçoit nettement le choc rotulien.

Si on palpe avec soin le cul-de-sac supérieur et interne, on sent une masse mobile, indolente, glissant sous le doigt. Cette masse longue de 4 centimètres, large de 2, a une direction à peu près transversale, dure, résistante au centre.

Dans le cul-de-sac externe, on sent un corps mobile arrondi de 3 centimètres de diamètre et qui fuit avec un agilité extrème sous la pression du doigt et semble se cacher devant le tendon rotulien.

La mesure des deux genoux donne :
Circonférence sus-rotulienne = 40 c^m 5 à droite ; 36 c^m à gauche.
Circonférence sous-rotulienne = 39 c^m à droite ; 37 c^m à gauche.
          Diamètre de la rotule =   7 c^m à droite ;   6 c^m à gauche.

Les muscles du mollet semblent plus flasques à droite. Comme traitement, on prescrit : frictions d'onguent napolitain, 4 grammes par jour, et 1 gramme d'iodure de potassium.

27 Janvier. — Le genou droit a diminué et la plaque indurée du cul-de-sac interne a un volume moitié moindre. On porte à 2 grammes la dose d'iodure.

5 Février. — La plaque du cul-de-sac interne a encore diminué et celle du cul-de-sac externe semble réduite à 2 centimètres de diamètre. Il n'y a plus que des traces de liquide dans l'articulation. La circonférence du genou droit n'a plus que un centimètre de plus que celle du genou gauche : le diamètre de la rotule droite a encore un demi centimètre de plus qu'à gauche.

6 Février. — Une stomatite légère force à cesser les frictions ; on continue l'iodure.

17 Février. — Il n'y a plus de liquide ; la masse du cul-de-sac interne a presque disparu. Le malade sort.

OBSERVATION LXVI

Masse gommeuse périsynoviale.

Observation VIII publiée de la thèse de Defontaine (p. 86.)

A... Louis, 42 ans, tourneur, a toujours eu une bonne santé.
Il n'a pas eu d'accidents scrofuleux, et n'en porte pas de traces.
Il dit n'avoir eu aucune maladie importante.
Il y a trois ans, il eut un chancre qui fut soigné avec des pilules, du sirop, etc..., il eut ensuite des plaques muqueuses dans la bou-

che et à l'anus, des maux de tête, ses cheveux tombèrent. Après deux mois de traitement, il reprit ses travaux. Il y a 2 ans, il fit une chute à la suite de laquelle il dut rester six semaines au lit, souffrant du pied et non du genou ; il aurait néanmoins toujours ressenti depuis cette époque une légère douleur dans le genou.

Depuis trois mois et demi, son genou gauche s'est mis à grossir et sa jambe est devenue faible, mais même actuellement (16 novembre 1881) la marche est indolore, les mouvements sont presque entièrement conservés. Ce n'est qu'à partir de l'angle droit que la flexion devient douloureuse.

La synoviale sans être distendue, contient un épanchement abondant. A la palpation on sent, au-dessus de la rotule, une masse dure, du volume d'une pomme, mesurant 6 centimètres dans le sens transversal et 5 dans le sens vertical. Cette masse semble soulevée par la synoviale et par la couche liquide.

Traitement. — 2 cuillerées de sirop de Gibert par jour. Le 27 novembre, il n'y a presque plus de liquide dans la synoviale, la masse sus-rotulienne diminue un peu. Le sirop de Gibert est supprimé et remplacé par des frictions mercurielles et l'iodure de potassium à la dose de 2 grammes par jour.

Le 27 novembre 1882, nous revoyons le malade. Il ne s'est pas soigné depuis sa dernière visite à l'hôpital (un an). Il a encore un épanchement abondant dans l'articulation, avec une masse gommeuse du volume d'une noix dans le cul-de-sac supérieur de la synoviale Il lui est en outre survenu récemment, en avant de la rotule, une gomme circonscrite qui a amené de la rougeur de la peau et menace de s'ouvrir ; son avant-bras est couvert de syphilides.

OBSERVATION LXVII

Infiltration gommeuse perisynoviale.

Obs. IX de la thèse de Desfontaine, (p. 87.)

M..., 47 ans, sergent de ville, a eu il y a 20 ans, un chancre qui a duré 3 semaines. Quelque temps après, il aurait eu des abcès de la peau. Depuis 2 ans, il est devenu aphone, il a maigri ; il tousse. Le 22 juin 1881, il a du cesser son service par suite du mal qu'il porte au genou gauche. En outre nous apprenons qu'en 1873 ou 1874, il est entré à l'Hôtel-Dieu, où il a été soigné pour une tumeur située au-dessus de l'épine du tibia droit et guéri par l'iodure de potassium et l'emplâtre de Vigo.

Depuis 1878, son genou droit est gonflé et sa marche est difficile.

Il a été traité à diverses reprises par les vésicatoires, la teinture d'iode et les pointes de feu. L'année dernière, il s'est trouvé amélioré, son genou était diminué de volume, mais on sentait toujours au niveau du cul-de-sac synovial, supérieur et externe, une masse dure qui roulait sous le doigt.

Aujourd'hui, 12 juillet 1881, le malade se présente avec une hydarthrose à épanchement moyen, mais ses culs-de-sac synoviaux paraissent pleins. Il y a du choc rotulien. A la palpation, on trouve au niveau de la partie supérieure du cul-de-sac externe, un empâtement mal circonscrit, assez volumineux, occupant environ 8 centimètres en travers et 4 en hauteur, et semblant siéger au-dessus de la couche liquide fluctuante. La région qu'occupe cet empâtement est déformée en saillie. Le genou est beaucoup plus volumineux que celui du côté opposé. Il mesure 37 centimètres de circonférence, tandis que le gauche n'en mesure que 33.

Traitement. — Frictions mercurielles pendant 8 jours. IK, 2 gr. par jour.

29 juillet 1881. — Le genou va beaucoup mieux, l'épanchement et l'empâtement sont considérablement diminués.

5 août 1881. — Le genou va très bien.

16 août. — La palpation du genou droit montre qu'il n'y plus ni liquide ni empâtement autour de la synoviale. Le malade est guéri et reprend son service de sergent de ville.

OBSERVATION LXVIII

Périsynovite gommeuse. Hydarthrose double. Hypérostoses.

Observ. XXII *de la thèse Defontaine (p.* 107)

Eugène, 34 ans, cultivateur, entre à St-Louis dans le service de M. le Dr Guibout.

Antécédents hériditaires. — Père et mère bien portants, sa mère ne porte pas de trace de syphilis. Il a eu un jeune frère mort à l'âge de 6 mois. Sa femme, qu'il a épousée il y a 6 ans, n'a jamais été malade, et n'a eu ni enfant, ni fausse couche.

Antécédents personnels. — Dans son enfance, a eu mal aux yeux à l'âge de 4 ans. Il nie toute espèce d'accident vénérien. Il avait eu récemment plusieurs séries de gros boutons qui duraient une huitaine de jours et pour lesquels on lui aurait donné une potion qu'il croit être semblable au sirop de Gibert qu'il prend maintenant.

C'est vers l'âge de 17 à 18 ans qu'il a vu son genou droit grossir, flexion difficile, marche pénible ; 14 vésicatoires ont été appliqués sans résultat. Il y a 5 ou 6 ans, le genou gauche a commencé à grossir aussi, sans que le malade ait été obligé de cesser de marcher.

Etat actuel. (3 avril). Genou droit. — Il est énorme, forme une masse qui occupe la moitié inférieure de la cuisse. Cette tumeur, recouverte par une peau intacte, se trouve bilobée, saillant de chaque côté du tendon du biceps et du droit antérieur, qui pendant ses contractions exagère l'aspect bilobé.

La fluctuation est manifeste, le flot et le tremblottement se transmettent en tous sens. Au-dessus de la rotule en dehors du tendon trécipital, existe une masse arrondie assez dûre qui paraît être un épaississement de la synoviale.

Le cul-de-sac externe remonte à 28 centimètres au-dessus de l'épine du tibia et le cul-de-sac interne à 24 centimètres. La circonférence du genou, à l'endroit le plus volumineux est de 56 centimètres. La rotule, dans son diamètre transversal, a 9 bons centimètres. Le plateau du tibia présente une dimension transversale que nous évaluons à 13 centimètres. La présence de l'épanchement articulaire empêche de bien apprécier le volume de l'extrémité inférieure du fémur, mais son condyle interne surtout est très volumineux.

Il n'existe pas de mouvement de latéralité appréciable.

Genou gauche. — Son volume, quoique considérable, est moindre. Il est le siège d'une hydarthrose très abondante.

Dans le cul-de-sac supérieur et interne, on sent en déprimant sa paroi antérieure une saillie, paraissant faire corps avec l'os et probablement développée au point où la synoviale se réfléchit sur le fémur. Cette masse mesure 7 centimètres dans le sens vertical. Par une pression forte amenant le frottement des 2 feuillets de la synoviale, on sent des inégalités, une crépitation neigeuse.

Le cul-de-sac supérieur et externe remonte à 21 centimètres, le supérieur et interne à 21 centimètres aussi de l'épine tibiale. Le diamètre transversal de la rotule mesure 7 centimètres et demi. Les explorations articulaires sont indolores. Les mouvements sont faciles, mais la marche impossible.

Peau. — Depuis 3 ans, il existe sur le cuir chevelu des saillies tuberculeuses recouvertes de croûtes noires. Tout le cuir chevelu est humide et suintant. Les cheveux sont en partie tombés.

Au bras gauche, un peu au-dessous du coude, on trouve un placard large comme une pièce de 5 francs, recouvert de croûtes que

M. Guibout considère comme des croûtes de rupia ; plus haut surfaces papuleuses recouvertes de croûtes. Entre ces diverses lésions se trouvent des cicatrices blanchâtres sans caractère spécial. Sur la face antérieur du thorax et la partie inférieure de l'abdomen on observe aussi des croûtes noires suintant à leur base ; entre elles, cicatrices blanches d'anciennes pustules d'ecthyma.

Un peu au-dessus de la malléole interne gauche, on trouve une cicatrice à surface rosée enveloppée d'un cercle très pigmenté. Sur les lèvres du sillon interfessier, on trouve des saillies de la grandeur d'une pièce de 1 franc, exulcérées, considérées par M. Guitout comme des plaques muqueuses.

Traitement : sirop de Gibert, 2 cuillerées par jour, frictions mercurielles.

11 avril. — Le sirop est supprimé, on donne 4 grammes d'iodure de potassium et une pilule de protoiodure.

14 avril. — Stomatite, on supprime les préparations mercurielles, on continue l'iodure.

En mai : signes d'intolérance gastrique, suppression de l'iodure.

Le 21 mai. — Le rupia se généralise. L'état général est mauvais. Le gonflement des genoux diminue.

Circonférence du genou droit, 50 centimètres.

Le gonflement du genou gauche a presque entièrement disparu.

Juillet. — Les genoux restent stationnaires. L'état général s'améliore.

Novembre. — Le malade sort, il n'y a plus de rupia. L'épanchement persiste dans le genou droit, mais les dépôts gommeux ont subi une résorption à peu près complète.

OBSERVATION LXIX

Périsynovite gommeuse. Craquements articulaires.

Obs. XIII de la thèse de Defontaine (p. 91.)

M..., 35 ans, sergent de ville, hôpital St-Louis, salle Ste-Marthe, service de M. Péan.

Après avoir été soldat pendant 5 ans, fit la campagne en 1870, fut captif en Allemagne. Depuis il est sergent de ville. C'est vers la fin de 1871, qu'il contracta la syphilis. Après son chancre qui dura d'octobre à décembre 1871, il eut quelques plaques muqueuses buccales, scrotales, périnéales. En 1872, il eut une alopécie notable. Comme traitement, il a pris des pilules, du sirop de Gibert, de l'iodure de potassium.

Il revient au traitement toutes les fois qu'il voit des accidents réapparaître ; or depuis trois mois, il a été obligé de se traiter presque continuellement. Depuis deux ans, il prend de l'iodure de potassium et dans le mois précédent, il avait pris du sirop de Gibert. Actuellement, 1er avril 1881, on constate qu'il porte dans le creux poplité droit quatre cicatrices noirâtres d'origine syphilitique et résultant d'ulcérations développées depuis 6 mois. A la fesse gauche, au-dessous de l'ischion, on constate la présence d'une masse arrondie du volume d'une noisette, mobile sur les parties profondes, mais paraissant tenir à la peau. Elle existerait depuis 2 ans. Depuis 6 mois, il souffre du genou gauche dans lequel il ressent par moment de vives douleurs. On ne constate pas d'épanchement au-dessus de la rotule, on trouve une masse dure de consistance cartilagineuse, faisant saillie et remontant à 5 centimètres du bord supérieur de cet os qui semble élargi.

On trouve en dehors, sur le condyle externe du fémur, un point douloureux à la pression, et au niveau duquel le doigt sent rouler une masse présentant la forme d'un cordon placé verticalement. A la face interne du tibia, à un centimètre de l'épine, se trouve une autre masse dure qui mesure deux centimètres et demi sur un et demi. Elle semble fixée à la peau tout en restant mobile sur les parties profondes. Elle daterait de 6 mois. Pendant les mouvements d'extension du genou, la main peut percevoir une pluie de craquements.

L'état général est excellent. Au bout de quelques jours, il quitte l'hôpital pour se soigner chez lui : frictions mercurielles, iodure de potassium.

Le 21 avril, un peu de stomatite l'oblige à suspendre son traitement, la dose d'iodure de potassium est portée à 3 grammes.

Le 1er mai, amélioration, l'élargissement de la rotule semble a peu près disparu, la masse interne saillante située au côté interne du tibia est diminuée et devenue mobile. La partie indurée sus-rotulienne donne maintenant la sensation d'un empâtement diffus autour du tendon du biceps. Encore quelques craquements dans les mouvements.

Sur notre demande, le malade est revenu nous voir en décembre 1882. Il nous raconte qu'après avoir cessé ses visites à l'hôpital, il a pris encore 2 litres et demi de solution d'iodure de potassium à 15 grammes pour 200, puis a cessé tout traitement parce qu'il se trouvait à peu près guéri.

L'examen de son genou nous montre qu'il persiste dans le cul-de-sac sus-rotulien externe une induration notable ; que la rotule semble bombée à sa face antérieure et présente une forme quasi-hémisphérique ; elle mesure 2 centimètres de plus en diamètre que celle du côté opposé.

Si chez ce malade nous n'avons pas observé d'épanchement arti-culaire, c'est qu'il était déjà sous l'influence du traitement lorsqu'il s'est présenté à nous. Quoique lente à se manifester, l'efficacité du traitement n'a pas été douteuse.

Anatomie pathologique. — La lésion primitive est la gomme du tissu cellulo-fibreuse périsynoviale de l'articulation. Cette gomme a tous les caractères des gommes syphilitiques du tissu cellulaire sous-cutané ou des viscères. Lancereau les décrit de la façon suivante :

« Des masses jaunies, élastiques, un peu molles, sèches, situées de chaque côté du ligament rotulien et dans l'espace qui sépare ce ligament de la membrane synoviale ont atrophié et transformé une partie du peloton adipeux. Tapissées par la membrane séreuse d'une part, elles sont d'autre part recou-vertes par la portion du ligament rotulien qui ne participe pas à l'altération. De chaque côté de ce ligament, elles font saillie sur les toiles fibreuses ou celluleuses qui passent en avant de l'articulation ».

Ces gommes suivent l'évolution ordinaire des gommes syphilitiques. Deux processus sont possibles, la sclérose ou le ramollissement.

1. Dans le premier cas, sclérose syphilomateuse périsynoviale, le tissu envahi par le syphilome s'épaissit, se durcit, se sclé-rose tantôt d'une façon uniforme (observ. de Plateau et Schul-ler), tantôt et plus fréquemment par places, par languettes ou par amas élargis, qui finissent par englober la synoviale et donnent à la capsule la consistance d'un carton épais. Ce sont ces épaississements localisés qui constituent le *blindage partiel* ou *blindage en plaques* du professeur Fournier.

Ces placards affectent de préférence les points où la syno-viale se réfléchit.

Si le processus scléreux va plus loin, il en résulte une fausse ankylose par induration capsulaire (Finger). Si ces placards se coiffent de synoviale ou se pédiculisent, ils constituent des corps étrangers articulaires.

2. Dans d'autres cas, le syphilome évolue vers la suppuration : la gomme se ramollit et suppure. Le foyer purulent s'ouvre alors soit à la peau produisant des fistules cutanées qui s'ouvrent dans des clapiers gommeux péri-articulaires, soit dans la synoviale, produisant une arthrite suppurée, à liquide séro-purulent louche.

La synoviale est secondairement atteinte. Elle s'emplit de liquide peu abondant, clair. Elle présente ces plaques de blindage qui donnent à la main qui palpe cette sensation d'irrégularité.

On observe quelquefois dans les cas déjà anciens des périostites circonscrites au niveau d'un cul-de-sac synovial. Mais jamais les extrémités osseuses en sont atteintes, il n'y a pas de lésion osseuse.

OBSERVATION LXX

Perisynovite gommeuse. — Mort. — Autopsie

Obs. de Lancereaux (Traité de la syphilis, 2ᵉ édit., 1873).

G..., veuve D..., blanchisseuse, est admise à l'Hôtel-Dieu le 10 juin, dans le service de M. Guéneau de Mussy. Cette femme pâle et cachectique présente dans la région sous-claviculaire gauche des ulcérations à bords irréguliers, non taillés à pic, à fond blafard. L'extrémité interne de la clavicule gauche est volumineuse ; tuméfaction en avant du sternum. Ganglions cervicaux volumineux. Cuir chevelu irrégulier et privé de cheveux par places. Il existe dans l'aine droite une ulcération linéaire assez profonde, livide, de date ancienne. Les ganglions inguinaux sont médiocrement développés.

Cette femme dit n'avoir jamais fait de maladie sérieuse, elle n'a jamais craché de sang. Toutefois, santé très affaiblie, amaigrissement considérable ; toux depuis trois semaines, enrouement ; pas d'appétit ni de sommeil, oppression, déglutition pénible. Céphalalgie opiniâtre. Pas de signes physiques de tuberculisation. Bronchite intense généralisée, emphysème, augmentation du volume du foie. Cautérisation du larynx au nitrate d'argent, vésicatoires, vomitifs, opium, toniques.

Orthopnée de plus en plus considérable. La malade succombe

enfin avec les signes d'une péritonite subaiguë à la suite d'un érysipèle de la face.

Autopsie (résumée). — Dégénérescences gommeuses ganglionnaires multiples. Foie syphilitique, gommes et cicatrices. Ulcérations du larynx. Ulcérations et rétrécissement des bronches.

Arthropathies. — Les deux articulations fémoro-tibiales sont volumineuses, elles renferment chacune plus d'un verre de sérosité louche. Les synoviales épaissies et en même temps injectées sont tapissées de plusieurs dépôts pseudo-membraneux. A gauche, une fausse membrane jaunâtre unit les deux feuillets synoviaux : à droite, la bourse synoviale du droit antérieur sans communication avec la cavité articulaire, n'est pas altérée. La surface articulaire du condyle externe gauche est dans un point érodée. Les cartilages articulaires des rotules sont érodés et ulcérés : mais ces altérations ne sont que secondaires, et la lésion principale porte sur les tissus fibreux de l'articulation. Du côté droit une partie du tendon rotulien, le peloton graisseux situé en arrière de la bourse synoviale et tous les tissus fibreux qui s'insèrent au pourtour du tibia sont transformés en une masse uniforme, jaune-grisâtre, élastique qui a 4 centimètres d'épaisseur sur la ligne médiane.

Cette masse qui, par son aspect, sa consistance et sa structure se rapproche des produits morbides trouvés dans le foie, est formée par un dépôt gommeux. Une simple bandelette fibreuse représente le tendon rotulien et quelques tractus fibreux semblent diviser la masse gommeuse en plusieurs petites tumeurs. Les ligaments semi-lunaires et interarticulaires sont sains. L'articulation du genou gauche est également altérée, avec cette différence que le peloton graisseux post-rotulien n'a pas disparu aussi complètement que du côté opposé. Au-dessous de ce peloton, en arrière du tendon et en avant du tibia existe un dépôt gommeux de 2 centimètres d'épaisseur. L'examen anatomique des masses gommeuses articulaires m'a donné une structure identique à celle des tubercules gommeux du foie.

ARTHRITES SYPHILITIQUES SUPPURÉES

Nous devons, pour être complet, dire un mot des arthrites suppurées d'origine syphilitiques.

Nous avons vu que soit dans l'ostéo-arthropathie, soit dans la périsynovite gommeuse l'épanchement intra-articulaire pouvait secondairement, à la suite de l'ouverture d'une gomme voisine, devenir séro-purulent ou purulent. A côté de ces arthrites suppurées secondaires, doit-on décrire des arthrites suppurées *primitives* dans la syphilis ?

Mauclaire qui a étudié la question particulièrement a pu réunir quelques observations. Malheureusement elles sont en très petit nombre et peut-être sont elles aussi sujettes à caution.

Et pourtant pourquoi le poison syphilitique imitant ce que font les toxines de certains microbes connus ne produirait-il pas lui aussi des arthrites suppurées ? En dehors de la gomme, les lésions syphilitiques n'ont pas beaucoup de tendance à suppurer. Le chancre induré est loin de donner la suppuration du chancre mou. L'adénopathie inguinale qui accompagne le chancre induré suppure bien rarement, tandis que c'est presque la règle pour les adénopathies du chancre mou. Pourquoi ? Nous n'en savons encore rien.

OBSERVATION LXXI

Arthropathie tertiaire suppurée du coude gauche.

Obs. de M. Ollier in thèse Bouilly (1878, p. 100).

X..., 52 ans, de Montagny (Loire), entre à l'Hôtel-Dieu de Lyon, dans le service de M. Ollier, le 26 mars 1869.

Elle est atteinte d'une arthrite suppurée du coude gauche. On la lui adresse pour une résection. Tuméfaction du coude, comme dans les arthrites fongueuses, avec 2 fistules sur le côté externe de l'articulation. L'une d'elles est oblitérée, l'autre permet au stylet d'être introduit dans l'article. Il s'est écoulé un peu de pus au début, et depuis un mois, l'etat reste stationnaire avec une sécrétion insignifiante. Pas de douleur, la tuméfaction seule gêne les mouvements.

Cette indolence de l'article attira l'attention de M. Ollier, qui malgré les dénégations de la malade, soupçonne une arthrite syphilitique du coude. En découvrant la malade, la présence d'ulcérations spécifiques aux jambes confirme le diagnostic. La tuméfaction porte sur les tissus péri-articulaires, il n'y a aucune exostose. Le périoste est seulement épaissi.

Le stylet introduit dans l'articulation fait reconnaître une dénudation du cartilage, mais pas d'érosion profonde de l'os. Il y a une lésion syphilitique du tissu fibreux de la capsule et des parties molles péri-articulaires.

C'est là une affection tertiaire ancienne. L'iodure de potassium a guéri cette malade en 3 semaines. Le coude a repris ses mouvements. Il n'y a jamais eu de fièvre.

OBSERVATION LXXII

Arthropathie suppurée des deux coudes. — Arthrotomie.
Obs. de Voparil. (Wien. med. woch., 1889, n° 5, p. 169).

J. B..., du 48e régiment d'infanterie, âgé de 25 ans, entre le 29 décembre 1887, à l'hôpital militaire de Travnik, pour un paquet ganglionnaire tuméfié du cou. Cette tuméfaction ganglionnaire s'est développée en masse pendant son service militaire. On ne peut trouver sur son corps aucune trace d'affection antérieure.

Pendant son séjour à l'hôpital apparut sur le corps une éruption cutanée formée par de petites macules rosées. La muqueuse du pharynx est rouge, les amygdales gonflées sont recouvertes d'une membrane grisâtre. Il n'y a pas de fièvre. Il existe en outre quelques pustules sur la tête et des plaques muqueuses sur le prépuce. On porte le diagnostic de syphilis et comme traitement, on fait au malade des injections de calomel intra-musculaires.

A la 3e piqûre, le malade est pris brusquement de douleurs violentes dans les deux coudes, avec pression et fièvre élevée. En quelques heures, s'établit un épanchement dans le coude droit. Pensant à une poussée de rhumatisme articulaire avec complication, on fait des frictions sur le coude et on administre du salicylate de soude au malade.

Le 25 janvier. — L'articulation du coude droit est distendue, la peau est rouge, la température s'élève à 38°6 le matin, 39°8 le soir. Les moindres mouvements sont très douloureux.

26 Janvier. — Inflammation et gonflement du coude gauche. Température : 39° le matin, 39.9 le soir.

Dans les jours qui suivent, le gonflement inflammatoire gagne les tissus périarticulaires, occupe les 2 articulations des coudes, atteint en haut l'aisselle et descend jusqu'à la moitié de l'avant-bras. Le salicylate de soude reste sans action.

2 Février. — Fluctuation très nette du coude droit. Une incision donne issue à une grande quantité de pus fétide. Drainage, mèche iodoformée.

Au coude gauche existe une collection purulente analogue. On fait dans les jours suivants six incisions ; le pus s'écoule abondamment. L'état général reste mauvais, la température élevée, la langue sèche.

2 Mars. — L'état restant stationnaire on décide de faire l'arthrotomie. Sous chloroforme, on fait sur le coude droit une incision de 10 centimètres, par laquelle s'écoule du pus. On trouve la tête radiale érodée, dénudée de son cartilage. La synoviale, très fortement vascularisée est couverte de granulations. Curetage de la tête radiale et de la synoviale. Sur le bras et l'avant-bras, on fait plusieurs incisions profondes dans lesquelles on introduit de gros drains-lavage avec solution de sublimé au millième et pansement à la gaze iodoformée.

L'articulation du coude gauche est aussi ouverte par 2 incisions. Il s'écoule du pus. A l'examen on sent des aspérités osseuses dans l'articulation. Lavage de la cavité au sublimé. Drainage. Appareil.

Les nuits sont bonnes, la température marque 38.8 le matin, 39° 4, le soir.

6 Mars — Pansement. L'écoulement encore teinté de sang a bon aspect. Le gonflement et l'infiltration diminuent. L'état général est meilleur, plus de fièvre ; appétit. On donne au malade 1 gr. d'IK par jour.

10 Mars. — Dans la région sacrée, apparaît une nouvelle collection purulente. On porte l'iodure à 3 grammes. Les plaies des 2 bras sont longues à guérir et suppurent. On donne jusqu'à 10 grammes d'iodure par jour. Cette forte dose est bien supportée.

28 Mars. — Les plaies ne suppurent plus, se recouvrent de granulations. On diminue l'iodure.

20 Juillet. — Quatre mois après l'opération, les plaies sont guéries. Il persiste seulement une petite fistule du coude droit.

DEUXIÈME PARTIE

SYPHILIS HÉRÉDITAIRE

DÉFINITION. — CLASSIFICATION

On désigne sous le nom de syphilis héréditaire, celle que l'enfant apporte en naissant. Elle a pour caractère essentiel l'absence d'accident primitif, comme si la syphilis avait commencé pendant la vie intra-utérine et ne devait présenter après la naissance que les périodes ultérieure de son évolution.

Tantôt, les accidents syphilitiques se montrent dès la naissance, c'est *la syphilis héréditaire précoce*. Tantôt, ces accidents n'apparaissent qu'à un âge relativement avancé de 15 à 25 ans, c'est *la syphilis héréditaire tardive*.

« Sous le nom de S. H. tardive, on désigne, dit le professeur Fournier, l'ensemble des accidents syphilitiques qui, dérivent d'une infection héréditaire, se produisent à un âge plus ou moins avancé de la vie, c'est-à-dire au cours de la deuxième enfance, de l'adolescence et de l'âge adulte. Par opposition à la S. H. précoce, qui succède immédiatement à la naissance, la S. H. tardive est celle qui fait ses manifestations dans un âge plus distant de la naissance et cela, soit qu'elle entre en action à cet âge, soit qu'elle ait été précédée d'autres accidents de même origine dans le premier âge ».

Les manifestations articulaires s'observent aussi bien dans la S. H. précoce que dans la S. H. tardive et elles peuvent présenter les mêmes caractères.

Tantôt les accidents articulaires sont les seules manifestations de l'hérédo-syphilis ; tantôt et c'est le cas le plus ordinaire, les manifestations articulaires sont précédées ou accompagnées d'autres accidents de la même diathèse.

Dans le premier cas, il est souvent difficile de rapporter les arthropathies à leur véritable cause. Pourtant, il est presque de règle de retrouver chez les ascendants et les collatéraux des accidents qui mettent sur la voie du vrai diagnostic, soit chez les petits malades eux-mêmes, des stigmates osseux ou oculaires qui empêchent d'hésiter.

De même que les différentes manifestations de la S. H. peuvent revêtir d'emblée les caractères et l'allure des accidents tertiaires de la syphilis acquise, de même pour les localisations articulaires, les arthropathies peuvent prendre l'allure chronique et les caractères des arthropathies que nous avons étudiées dans la syphilis tertiaire.

Depuis longtemps les manifestations articulaires de la S. H. sont connues, elles ont été bien étudiées en Allemagne, en Angleterre et en France.

En Allemagne, l'étude de ces arthropathies semble se confondre avec celle de l'ostéo-chondrite du type Parrot, Henoch, Lewin (1868), Waldeyer et Kœbner, Güterbock dans deux mémoires (1878-1883), Knaak [de Brême (1879)] Max Schüller (1883) écrivent sur ce sujet.

En Angleterre, Clutton (1886) et Robinson (1896) se sont surtout occupés de la question. En France de nombreuses thèses (Rauguedat (1883), Danjou (1887), Métayer (1904) et quelques mémoires ont été consacrés à l'étude de ces arthropathies.

Parmi les plus importants citons les descriptions toujours si vivantes du Professeur Fournier, un mémoire de Kirmisson et Jacobson (1897) et une revue de Morestin (1901).

Les arthropathies de la syphilis héréditaire peuvent revêtir plusieurs formes et il y a lieu d'en décrire plusieurs variétés.

Les auteurs allemands divisent les arthropathies de la S. H. en aiguës ou subaiguës et chroniques. Max Schüller, Hueter, Somma, rapportent des cas de la variété aiguë ; pour eux, elle serait caractérisée par un début fébrile (39°), des douleurs articulaires vives, du gonflement, de la rougeur, de la chaleur des jointures qui s'emplissent de liquide. L'évolution serait d'environ deux mois et pourrait es terminer par la mort.

Henoch se demande s'il s'agit bien là d'une manifestation syphilitique. En France, les auteurs n'admettent pas cette variété. Kirmisson et Jacobson pensent qu'il s'agissait dans ces cas soit de maladie de Parrot, soit d'arthrites suppurées d'origine non syphilitique.

Parmi les arthropathies chroniques, les auteurs étrangers distinguent :

Une ostéo-arthropathie simple.

Une hydarthrose double.

Une ostéo-arthropathie déformante.

La deuxième variété — hydarthrose double — a été décrite par Clutton en 1886. Pour lui, c'est une variété rare, caractérisée par une hydarthrose toujours symétrique des genoux, s'accompagnant d'indolence fonctionnelle et d'intégrité *au moins apparente* des extrémités osseuses. Le Professeur Fournier a étudié cette forme et il arrive à cette conclusion que « l'hydarthrose ne fait que masquer les tuméfactions osseuses dont elle n'est qu'un épiphénomène. »

Reste comme caractère particulier de cette variété la symétrie. Est-ce suffisant pour légitimer une variété spéciale ? Nous ne le pensons pas.

Il peut se faire que l'ostéo-arthropathie atteigne les deux genoux, le fait n'est pas rare non plus dans la syphilis acquise, mais ces hydarthroses doubles doivent rentrer parmi les ostéo-arthropathies simples.

Nous ne décrirons donc dans la S.H. que deux variétés d'arthropathie.

1° Une ostéo-arthropathie qui s'accompagne le plus souvent d'un épanchement et qui simule la tumeur blanche (pseudo-tumeur blanche) ;

2° Une ostéo-arthropathie sèche caractérisée par les déformations osseuses (arthropathie déformante) ;

CHAPITRE PREMIER

OSTÉO-CHONDRO-ARTHROPATHIES

PSEUDO-TUMEURS BLNACHES HÉRÉDITAIRES

L'ostéo-chondro-arthropathie de la S. H. est une affection assez fréquente. Gutterbock pense qu'on en rencontre 1 cas sur 300 hérédo-syphilitiques âgés de moins de cinq ans. Mais comme le font remarquer Kirmisson et Jacobson, dans cette statistique, il compte les cas de pseudo-paralysie de Parrot qu'on met de côté en France.

Le professeur Gaucher pense, et nous le croyons aussi qu'un assez grand nombre de cas d'ostéo-chondro-arthropathies héréditaires sont considérées comme vraies tumeurs blanches scrofuleuses et soignées comme telles. Ces enfants sont envoyés à Berc-sur-mer comme tuberculeux et il est probable que parmi ceux qui guérissent, il en est un certain nombre, peut-être plus élevé qu'on ne le pense, qui sont des syphilitiques hériditaires porteurs de pseudo-tumeurs blanches syphilitiques et non de tumeurs blanches tuberculeuses, comme dans l'observation LXXXV.

Apparition. — L'âge auquel on rencontre les ostéo-arthropathies de la S. H. est très variable. Elles peuvent se montrer très tôt, 11 jours (Kirmisson et Jacobson), 2 mois (Heubner), 6 mois (Guterbock), 27 mois (K. et J.); dans les premières années : 4 ans 1/2 (K. et J.), 9 ans (Guterbock), 11 ans (Dureuil), ou très tard, 17 ans (Rauguedal), 20 ans (Bowlby, Rolland), 27 ans (Lorenzo Mannino).

L'âge le plus fréquent est de 8 à 13 ans.

Siège. — Le siège de prédilection est sans contredit le genou

puis viennent le coude, la hanche, l'articulation tibio-tarsienne.
Sur une quarantaine d'observations, nous trouvons :

Un genou......................	12 fois
Un coude......................	6 »
La hanche...................	2 »
L'articulation tibio-tarsienne..	1 »
Les 2 genoux................	13 »
Plusieurs articulations prises à la fois....................	5 »

Nos	SEXE	AGE	ARTICULATIONS	DURÉE	SIGNES D'HÉRÉDITÉ SYPHILITIQUE	RENSEIGNEMENTS SUR LA FAMILLE
1	M	10	2 genoux	4 mois	K. I. double. Dents barrées.	Nuls.
2	F	8	»	6 mois	K. I. double. Ostéite d'un tibia.	Nuls.
3	M	11	»	6 semaines	Incisives typiques. Nodules aux tibias. Coryza. Eruption cutanée.	Mère ayant eu 2 enfants mort-nés avant.
4	F	9	»	3 mois	K. I. monolatérale. Incisives typiques.	Nuls.
5	F	20	2 genx à 2 ans d'intervalle	6 mois chaque	K. I. double. Ostéite des 2 tibias.	Nuls.
6	F	10	2 genoux	7 mois	K. I. double. Dents typiques.	Père syphilitique.
7	F	15	»	6 mois	K. I. double. Surdité incurable.	Nuls.
8	M	14	»	3 mois	K. I. double. Dents. Surdité.	Nuls.
9	M	12	»	2 mois	K. I.	Mère ayant fait plusieurs fausses couches.
10	F	8	»	4 mois	K. I. double.	Histoire douteuse.
11	M	21	»	12 mois	K. I. double.	Sur 8 enfants, les 4e, 5e, 6e, 7e morts en bas-âge. Le 8e en observation est atteint de K. I. double.

Note. — K. I. Kératite interstitielle.

Comme on le voit, il est fréquent que les deux genoux soient pris ensemble, c'est ce qui avait poussé Clutton à décrire ces cas comme une variété spéciale « hydarthrose double ». Enfin il n'est pas rare que plusieurs articulations différentes soient prises en même temps chez le même sujet ; coude et genou (Bowlby, Lorenzo, Mannino, Gelma), coudes, tibio-tarsienne, sterno-claviculaire, épaule et genoux (Apert), main et pieds (Heubner).

Symptomatologie. — Le début de l'affection est lent et insidieux. Un des caractères fondamentaux de l'ostéo-arthropathie de la S. H. c'est *l'indolence fonctionnelle*. Les enfants ne souffrent pas de leur jointure malade ; on est frappé dans la plupart des observations de lire que les petits malades marchent, courent, jouent sans se plaindre. L'enfant qui fait l'objet de l'observation de Dureuil (Obs. LXXV) était venu à pied de Levallois-Perret à l'hôpital St-Louis. Sonnenbürg raconte qu'il a soigné les enfants d'anciens soldats d'Algérie qui avaient eu la vérole et que les enfants présentaient souvent des arthropathies indolentes au point que le diagnostic était parfois fait grâce à ce signe. Lorsqu'il existe de la douleur, elle est généralement peu marquée et plus forte la nuit que le jour.

Le symptôme qui attire l'attention, s'il s'agit du genou et que les enfants marchent, c'est la *claudication*. Ils ne boîtent pas parce qu'ils souffrent comme dans la coxalgie, par exemple, mais parce que le genou est déformé.

Un autre signe très important, c'est en effet la *déformation de l'articulation atteinte*. Les extrémités osseuses qui concourent à former la jointure sont augmentées de volume. « Nous croyons pouvoir affirmer, écrit Dureuil, en nous appuyant sur les données cliniques et sur l'opinion de M. le professeur Fournier que la pseudo-tumeur blanche syphilitique a comme caractère essentiel d'être une hyperostose occupant sur une étendue plus ou moins considérable l'extrémité des os qui concourent à former l'articulation ». Cette augmentation de volume siège sur l'épiphyse. Tantôt l'extrémité osseuse est épaissie, gonflée en totalité, tantôt le gonflement n'occupe qu'un point limité de l'épiphyse. Souvent ce gonflement ne reste pas limité à l'épiphyse, mais remonte vers la diaphyse de l'os en suivant l'une des crêtes osseuses normales, crête du tibia, ligne âpre, bord supérieur du cubitus.

En palpant l'articulation atteinte, on peut se rendre compte qu'il existe un *épanchement liquide*, une hydarthrose. Cet épanchement n'est généralement pas très abondant ; il soulève la rotule, occupe en partie le cul-de-sac sous-tricipital de la synoviale et permet d'obtenir le choc rotulien. L'épanchement est constitué par un liquide séreux, clair et visqueux. Une palpation attentive permet en outre de sentir que la synoviale est épaissie. Cet épaississement est quelquefois total, et la séreuse est uniformément augmentée d'épaisseur. Le plus souvent on sent nettement qu'elle présente en certains points des épaississements localisés, donnant la sensation de plaques. C'est le blindage de l'articulation, caractère sur lequel insiste le professeur Fournier. Dans aucun cas on ne sent de fongosités.

L'articulation a un aspect globuleux qui paraît d'autant plus marqué qu'il y a atrophie musculaire de la cuisse et de la jambe. La peau qui recouvre la jointure est souvent sillonnée de vénosités plus ou moins marquées, résultat d'une circulation complémentaire. Il n'existe pas de ganglions engorgés dans le territoire lymphatique correspondant. Il n'existe pas de contractures, de positions vicieuses si fréquentes dans la tuberculose articulaire et qui ont comme cause la douleur. Ici la douleur faisant défaut, le membre n'a pas à prendre de position de défense.

Enfin quelquefois, moins souvent il est vrai que dans la tuberculose, la peau de la région articulaire présente les orifices de fistules qui conduisent sur un point osseux malade et par lesquelles s'écoule le produit caséeux d'une gomme ramollie, quand ces orifices fistuleux existent, ils sont peu nombreux, ils sont le siège d'une coloration cuivrée et ils cèdent assez rapidement à l'action du traitement antisyphilitique. Dans ce cas les trajets fistuleux se comblent, l'orifice cutané se ferme et il ne persiste plus qu'une cicatrice déprimée qui reste pigmentée pendant quelques temps encore.

L'état général, s'il n'est pas parfait, n'est jamais aussi compromis que dans les tumeurs blanches tuberculeuses. Il n'existe pas de fièvre et l'on n'observe pas, dans la syphilis, ces oscillations thermiques avec sueurs nocturnes abondantes qui contribuent à produire l'hecticité et la consomption qu'on rencontre si souvent chez les petits tuberculeux héréditaires.

Dans la S. H. comme dans la syphilis acquise de l'adulte, ces ostéo-arthropathies peuvent se terminer de plusieurs façons. On remarquera d'abord d'une façon générale que leur durée est plus longue (deux à douze mois avec une moyenne de six mois. Clutton) et que l'action du traitement antisyphilitique est plus lente. Quoiqu'il en soit, on peut observer à la suite de ces arthropathies, l'ankylose, la déformation de l'articulation qui n'est pourtant jamais énorme et n'est pas comparable aux déformations très marquées de la variété déformante étudiée plus loin.

La fracture spontanée, l'ouverture d'une gomme dans l'articulation et la production d'une arthrite suppurée sont ici des cas rares.

Il existe ici une complication spéciale qui tient au jeune âge des sujets et à ce que le travail d'ossification n'est pas achevé; c'est le décollement épiphysaire possible, signalée par Lewin, Pellizari et Taffani.

Anatomie pathologique. — Nous renvoyons à ce que nous avons dit à propos des ostéo-chondro-arthropathies de la S. A. Les lésions sont les mêmes.

Diagnostic. — Le diagnostic de cette manifestation articulaire de la S. H. est quelquefois très difficile, surtout lorsque l'enfant n'a pas d'autres accidents syphilitiques en activité. En présence d'un enfant qui offre les symptômes que nous avons décrits, il faut rechercher dans les antécédents héréditaires, interroger les parents, savoir si le père n'est pas un ancien syphilitique, s'il ne porte pas sur lui les traces d'une syphilis ancienne ignorée; questionner la mère au point de vue de ses grossesses antérieures et de l'état de santé de ses autres enfants.

Enfin il ne faut pas négliger l'examen complet du petit malade, et rechercher s'il ne porte pas sur lui le diagnostic de son affection sous la forme de stigmates hérédo-syphilitiques dont l'étude a été si bien faite par Edm. Fournier, dans sa thèse. On examinera donc son squelette, ses yeux, ses dents, sa voûte palatine, son nez, ses téguments, ses testicules, on n'oubliera pas de le mesurer afin de voir si sa taille répond à son âge, enfin on prendra aussi en considération son développement intellectuel, si souvent retardé chez les jeunes hérédo-syphilitiques.

Parmi les affections qui peuvent stimuler l'ostéo-arthropathie de la S. H., la tumeur blanche tuberculeuse est la plus commune et la plus importante. Ces deux affections apparaissent dans la première enfance, toutes les deux ont comme siège de prédilection les genoux ou les coudes ; leur aspect extérieur se ressemble beaucoup. Cependant il existe quelques différences qui aideront au diagnostic.

Le gonflement dans la tuberculose est de consistance inégale, il est empâté, fongueux, donnant la sensation de fausse fluctuation à la main qui palpe : dans la syphilis, le gonflement est osseux l'épanchement, est liquide, la tumeur franchement fluctuante.

Il existe fréquemment de la tuberculose des contractures et attitudes vicieuses, la région péri-articulaire est souvent le siège d'orifices fistuleux qui laissent s'écouler un liquide sanio-purulent, mal lié et qui conduisent le stylet presque sur un point osseux dénudé. Il est fréquent de voir par ces orifices s'éliminer des séquestres osseux. Dans la syphilis les contractures sont rares à cause du peu de douleur, les orifices fistuleux sont l'exception, leur pigmentation cuivrée est spéciale, ils laissent couler quelques gouttes d'un pus gommeux puis se tarissent assez facilement, l'élimination de séquestres osseux est l'exception.

Dans la tumeur blanche tuberculeuse, les douleurs sont très

violentes, elles obligent le malade à garder le lit, et même couchés ces enfants ne sont vraiment soulagés que quand l'articulation est immobilisée. Dans la syphilis au contraire, les douleurs quand elles existent n'empêchent pas les petits malades de courir, de jouer.

Au point de vue de l'état général, le tableau est aussi différent. Dans la tuberculose, l'enfant est généralement pâle, blafard, fatigué par la douleur, miné par la fièvre à grandes oscillations. souvent il présente des lésions tuberculeuses d'autres organes et particulièrement des poumons. Dans la syphilis, l'enfant n'est jamais aussi déprimé, sa jointure l'inquiète peu, il n'a pas de fièvre, et s'il ne présente pas de phénomènes pulmonaires tuberculeux, il offre à la vue des tares d'un autre ordre qui sont tout aussi instructives pour le médecin. Les stigmates qu'on rencontre le plus souvent notés dans les observations, sont la kératite interstitielle mono ou bilatérale. l'effondrement des os du nez. des malformations de la voûte palatine. des dents, quelquefois la triade d'Hutchinson complète enfin des hyperostoses multiples siégeant sur le crâne, les côtes ou les os longs. particulièrement sur les tibias. Si l'on joint à ces différences le peu d'action du traitement antisyphilitique sur les lésions tuberculeuses et au contraire, son action presque toujours manifeste et rapide sur les lésions syphilitiques on verra qu'un assez grand nombre de différences séparent ces deux affections.

Le diagnostic de l'ostéo-arthropathie de la S. H. doit encore être fait surtout pour la S. H. précoce avec l'ostéo-myélite des nourrissons qui se caractérise par son évolution aiguë, l'intensité de la fièvre, la suppuration et l'abcès sous-périoste.

La pseudo-paralysie syphilitique ou maladie de Parrot que les auteurs allemands ont confondue avec certains cas d'arthropathie de la S. H.

Certaines ostéo-arthropathies par leur localisation spéciale méritent d'être envisagées séparément.

C'est d'abord les ostéo-myélites gommeuses des doigts, étudiées par Nélaton, Lancereaux, Chassaignac, Archambault,

Lücke et Erlach, Bergh, Volkmann, Taylor et désignées sous le nom de dactylites gommeuses. Elles sont caractérisées par l'augmentation de volume d'un segment de doigt ou d'orteil avoisinant une articulation métacarpo-phalangienne ou interphalangienne. La peau prend une teinte bleuâtre, les dactylites syphilitiques seraient dues à un dépôt gommeux, qui se loge « comme le miel dans les rayons » dans le tissu cellulaire, le périoste et les os, ce sont des épiphysites des phalanges ne s'accompagnant pas d'épanchement · elles ressemblent vivement au spina ventosa tuberculeux, aussi leur a-t-on aussi donné le nom de *spina ventosa syphilitique*. Il suffit de penser que la syphilis peut produire de pareilles lésions pour qu'on évite l'erreur avec une lésion tuberculeuse.

Enfin il ne faudra pas confondre les décollements épiphysaires qui résultent quelquefois d'une épiphysite syphilitique héréditaire précoce avec une fracture de l'extrémité de l'os.

Observation LXXIII

Syphilis héréditaire. — Spnia ventosa syphilitique.

Obs. de Gaucher et Louste. Annales de Derm. et de syphil.,
mai 1905, p. 448.

D. M..., 37 ans, a eu il y a sept ans, des lésions ulcéreuses à la face interne du genou droit qui ont persisté deux mois.

Deux ans après, la main gauche présente du gonflement, de la rougeur, puis s'ulcère en plusieurs endroits et il se forme des fistules.

Lésions ulcéreuses du front, du nez, des joues. Jamais le malade n'a eu d'accidents syphilitiques connus. Il a le nez affaissé à sa racine depuis sa naissance. Depuis 7 ans, il est considéré et traité comme bacillaire.

A son entrée (avril 1905), la main gauche est déformée, énorme, hypertrophiée irrégulière, de coloration violacée, déprimée par endroits au niveau des fistules anciennes. L'auriculaire et l'index sont ulcérés et déformés, les autres doigts présentent des spina-ventosa typiques. Coude gauche immobilisé en flexion. Lésions gommeuses cicatrisées de la face antéro-interne de la jambe droite.

La face est couverte de croûtes sous lesquelles on voit des cicatrices et des brides cicatricielles. Les os du nez sont effondrés. Leucoplasie commissurale.

Traitement : 3 centigrammes de benzoate de mercure, 4 grammes d'iodure de potassium. Après 5 jours de traitement les ulcérations se limitent. Au bout d'un mois transformation complète.

La main a diminué de plus de moitié, les fistules se tarissent, les doigts diminuent de volume.

C'est l'affaissement du nez et les lésions cicatricielles des jambes qui ont permis de faire le diagnostic exact d'hérédo-syphilis.

OBSERVATION LXXIV

Syphilis héréditaire. — Pseudo-tumeur blanche du coude gauche.

Observ. I de la thèse de Dureuil.

O... Louis, âgé de 3 ans, est présenté à la consultation de St-Louis, le 3 avril 1880. Pas d'antécédents syphilitiques ; a toujours été souffrant, chagrin, a peu d'appétit ; il n'a pas l'aspect d'un scrofuleux et n'est porteur d'aucune manifestation de scrofule. Syphilis héréditaire. Il souffrait depuis quelque temps de son coude gauche, lorsqu'il y a six semaines, celui-ci commença à augmenter de volume et n'a pas jusqu'à présent cessé de s'accroître. Le coude gauche, aujourd'hui, a un volume supérieur à celui du coude droit. Par la palpation, on sent que l'extrémité inférieure de l'humérus et les extrémités supérieures du radius et du cubitus sont augmentées sur une longueur de 4 centimètres pour l'humérus et de 5 pour le radius et le cubitus. Le tour de l'articulation un peu au-dessus du pli articulaire mesure 15 centimètres à gauche ; il n'a que 14 centimètres à droite.

Les mesures prises au-dessous du pli articulaire ont donné à gauche 17 centimètres, à droite (côté sain) 15 centimètres.

La main qui explore cette tumeur perçoit la sensation d'une résistance absolument dure, osseuse ; pas d'empâtement, pas de fluctuation : la peau de la région est intacte. L'examen ne provoque aucune douleur. Les mouvements de la jointure sont entièrement conservés ; pas de lésions appréciables des milieux articulaires.

Traitement : M. le professeur Fournier prescrit 0,50 centigrammes d'iodure de potassium par jour.

OBSERVATION LXXV (*résumée*)

Syphilis héréditaire. — Hyperostose du tibia droit. — Pseudo-tumeur blanche syphilitique du genou gauche. — Hydarthrose

Observ. de la thèse de Dureuil.

Enfant de onze ans soigné en 1880 dans le service de M. le Professeur Fournier.

Syphilis héréditaire, pas d'antécédents scrofuleux ; accidents

osseux dans le tibia droit à la suite d'un traumatisme. Ulcérations syphilitiques à ce niveau. A ces accidents, s'est ajoutée une arthropathie du genou gauche, mais qui n'inquiète que fort peu le malade.

Il y a 6 semaines il constata, sans pouvoir l'expliquer autrement que par la fatigue, n'ayant reçu aucun coup, que son genou gauche, qu'il avait remarqué être volumineux depuis quelque temps, venait d'augmenter considérablement de volume dans un laps de temps assez restreint. Comme il ne souffrait pas, que ses jeux n'étaient pas interrompus, il aurait gardé le silence, si l'ulcération de la jambe droite par la douleur qu'elle lui occasionnait, ne l'avait obligé à parler. Cette augmentation de volume était due à un épanchement articulaire. Le malade resta six semaines sans traitement.

Du côté du membre gauche, on constate que l'articulation du genou est volumineuse et que cette augmentation qui atteint le fémur et le tibia à leurs extrémités donne à la jointure un aspect caractéristique. On constate malgré cela que la peau est parfaitement intacte dans toute son étendue. Si l'on mesure les dimensions de la tumeur, le membre étant dans l'extension complète on trouve : pour le diamètre médio-rotulien, 30 centimètres ; pour le sus rotulien 27, et pour le sous-rotulien 26. Si l'on cherche à se rendre compte des causes de cette augmentation considérable, l'on constate qu'elle tient d'une part à ce que l'extrémité inférieure du fémur et l'extrémité supérieure du tibia sont tuméfiées, que cette tuméfaction qui est absolument lisse, sans rugosité aucune toute d'une venue, en un mot, donne au toucher absolument la sensation d'une résistance osseuse ; il n'y a pas de doute possible, on est en présence d'une hyperostose des extrémités tibiale et fémorale.

L'hyperostose tibiale a une longueur de 7 centimètres, la fémorale mesure 6 cent. C'est surtout sur les condyles internes tibiaux et fémoraux que cette hyperostose est très manifeste. Ils sont d'une façon très évidente plus volumineux que les condyles externes, qui sont d'ailleurs eux-mêmes plus volumineux qu'à l'état normal. L'augmentation de volume de l'articulation dans sa masse tient, d'autre part, à la présence d'un épanchement articulaire.

Cette hydarthrose qui, comme nous l'avons dit, remonte à six semaines, et qui est, par suite, consécutive à l'hyperostose des extrémités articulaires, n'est plus aujourd'hui aussi considérable qu'elle l'était à cette époque. Lorsque le membre est dans l'extension complète, la rotule qui a conservé d'ailleurs son volume normal et sa mobilité est éloignée des condyles fémoraux d'un peu moins d'un centimètre. Malgré cela, l'épanchement intra-articulaire est très nettement sensible. On ne constate pas, dans toute la tumeur, la moindre trace de fongosités. La synoviale et les tissus périarticulaires ne sont ni épaissis ni indurés. L'exploration ne provoque aucune douleur dans toute l'étendue de la masse morbide.

Les mouvements de l'articulation sont entièrement libres. Le malade, depuis le début des premiers symptômes, s'est toujours servi de son membre comme s'il était sain. Il marche pourtant en boitant légèrement et en traînant un peu la jambe ; malgré cela, il est capable de supporter une longue course, car il est venu à pied de Levallois-Perret à l'hôpital St-Louis.

Après examen des lésions qui viennent d'être décrites, cette arthropathie ne peut avoir qu'une origine syphilitique.

En outre de l'histoire complète de cette pseudo-tumeur blanche, il est manifeste que la question d'hérédité s'impose.

Traitement : iodure de potassium, 1 gr. par jour ; emplâtre de Vigo sur l'ulcération de la jambe droite.

Le 29 février. Après quatre jours de repos et de traitement, la pseudo-tumeur blanche avait diminué de près d'un centimètre dans ses diamètres médio sus et sous-rotulien.

Le 3 mars. Le diamètre médio-rotulien ne mesure plus que 29 cent., le sus-rotulien, 26 et le sous-rotulien 25.

Le 16 mars, la tumeur a diminué de 1 cent. dans ses 3 diamètres. L'hydarthrose a diminué notablement. Le sus-rotulien a 25 cent., le sous-rotulien 24.

M. Fournier prescrit l'iodure à la dose de 1 gr. 50.

OBSERVATION LXXVI

**Pseudo-tumeur blanche syphilitique de l'articulation tibio-tarsienne gauche.
— Syphilis héréditaire.**

Obs. III de la thèse de Dureuil (résumée).

Jeune garçon de 14 ans, point de scrofule, point de traumatisme, syphilis paternelle, syphilis héréditaire.

Dans le courant du mois de janvier dernier, il ressentit dans la partie inférieure de la jambe gauche des douleurs qui augmentaient de violence la nuit et lui causaient des insomnies très pénibles.

Il déclare qu'il n'a jamais eu d'entorse, et que les parties dont il souffre n'ont jamais été contusionnées ; aussi croit-il que ses souffrances sont causées par les fatigues de son état qui l'oblige à se tenir constamment debout. Malgré cela, il n'a jamais cessé son travail. Peu à peu, dit-il, il a vu son pied et le bas de sa jambe grossir, et au bout d'un mois, acquérir le volume actuel. Un médecin consulté croit voir là une manifestation scrofuleuse et conseilla l'huile de foie de morue, mais sans effet.

État actuel. — L'articulation tibio-tarsienne gauche est plus volumineuse qu'à l'état normal. La peau de la région est parfaitement intacte. A la palpation on constate que le tibia dans huit ou dix centimètres inférieurs a acquis une augmentation assez notable de volume qui a son maximum au niveau de la malléole interne. Le pied, au niveau de l'articulation, est plus volumineux que le pied sain. La mensuration donne les résultats suivants :

Jambe malade : par le milieu de la malléole interne, 21 centim.

Jambe normale : au même point, 18 centim.

Le pied, mesuré dans son épaisseur, le ruban métrique passant obliquement d'avant en arrière au-devant des deux malléoles, a donné du côté malade 27 centimètres, du côté sain 25 centimètres.

Par l'exploration, il est facile de s'assurer que les os sont augmentés de volume et que l'on est en présence d'une hyperostose occupant la partie inférieure du tibia et les surfaces articulaires. Toute la tuméfaction est complètement dure, osseuse, on ne constate la présence d'aucune fongosité. L'indolence est absolue. Les mouvements de l'articulation sont entièrement libres, pas d'épanchement intra-articulaire, pas de craquements. Le malade n'a jamais cessé de marcher depuis le début des accidents et s'est rendu à pied de chez lui à l'hôpital.

Traitement : Iodure de potassium, 1 gramme.

23 Mars. — Après 4 jours de traitement et de repos, la tumeur a diminué de un centimètre dans les diamètres mesurés plus haut.

31 Mars. — L'amélioration est très sensible, la diminution est de un centimètre et demi.

OBSERVATION LXXVII

Lésions hérédo-syphilitiques multiples. — Double ostéo-arthropathie des genoux.

Obs. de la thèse de Ranguedal.

X... Louis-Perrin, 17 ans, forgeron, entre le 5 février 1883, salle St-Louis, à l'hôpital St-Louis dans le service de M. le Prof. Fournier.

Antécédents héréditaires. — Père bien portant, mais alcoolique ;

sa mère, à l'âge de 24 ans, a contracté la syphilis, qui s'est manifestée chez elle par des syphilides cutanées, vulvaires, buccales, de l'alopécie, etc.... Elle a été soignée à cette époque, pendant huit mois, dans le service de M. le Pr Lailler, à Lourcine. Si mois après sa sortie, elle eut de nouveaux accidents, entra une seconde fois chez M. Lailler qui la soumit au traitement mixte pendant six mois. Depuis lors, elle ne s'est plus soignée et n'a jamais été malade.

Deux ans après avoir contracté la syphilis, elle est devenue enceinte et a accouché à terme d'un enfant qui mourut à 17 jours, ayant des bulles de pemphigus sur les pieds et les mains, des ulcérations aux lèvres et à l'anus. Un an après cette grossesse, par conséquent trois ans après le début de la syphilis, elle se marie avec un homme fort, robuste, mais alcoolique. De cette union elle a eu huit enfants, qu'elle a tous nourris.

L'aîné est celui qui entre à l'hôpital et sur lequel nous reviendrons. Des sept autres, un est né avant terme ; trois sont morts à trois mois sans avoir été soignés comme syphilitiques et après avoir présenté dès la troisième semaine des éruptions généralisées à presque tout le corps, mais surtout abondantes aux pieds, aux mains, aux fesses, au tronc.

Les trois autres enfants sont bien portants et n'ont jamais eu d'accidents spécifiques.

Antécédents personnels. — Le malade est l'aîné de tous les enfants. Il est venu à terme et a été nourri par sa mère. Trois semaines après sa naissance, il a eu des boutons sur les fesses, des ulcérations anales, etc...., qui, sous l'influence du traitement spécifique institué par M. le Pr Lailler, disparurent assez vite.

A 4 ans, l'enfant qui était chétif, retomba malade, et fut, au dire de sa mère, traité pour le « carreau » par un médecin de St-Denis.

A 12 ans, il fut conduit à Ste-Eugénie, pour des accidents strumeux (gourmes, adénopathies cervicales).

A 15 ans, il a eu des douleurs vagues dans les genoux et les jambes.

Etat actuel. — L'habitus extérieur est celui d'un garçon peu robuste. Taille : 1m65. Le malade est porteur de nombreuses manifestations hérédo-syphilitiques. Il est sourd de son oreille gauche depuis une époque qu'il ne peut exactement déterminer, depuis un mois seulement, il l'est aussi de la droite. Il n'a jamais eu d'otorrhée ni de souffrance.

Du côté des yeux, la cornée gauche est absolument dépourvue de transparence ; elle est d'une couleur grisâtre générale. La photophobie est légère ; il n'y a pas de larmoiement. Du côté de la cornée droite, nous trouvons deux népholions nucléaires.

Le nez ne présente rien de particulier.

Les malformations dentaires sont nombreuses. Les incisives médianes inférieures présentent trois cuspides bien nettes, régulièrement disposées. Les premières molaires inférieures sont absentes. Les dents de sagesse n'existent pas.

A la mâchoire supérieure, l'incisive médiane gauche présente le type de la dent d'Hutchinson. L'incisive médiane droite est amincie. Quant aux canines, seule la canine supérieure droite présente deux sillons légèrement arqués.

Articulations. — Au niveau des genoux, on constate une double hydarthrose qui daterait, d'après le malade, du mois de septembre dernier. A cette époque, il a commencé à souffrir de ces articulations, qui peu à peu ont augmenté de volume, au point de déformer maintenant tout à fait les deux genoux. Ceux-ci, en effet, sans présenter ni rougeur, ni trace d'inflammation superficielle, sont le siège d'un épanchement considérable, qu'il est facile d'apprécier par les moyens de palpation ordinaires. Toutefois la quantité de liquide est plus grande à gauche qu'à droite. La rotule est fortement soulevée, les culs-de-sac supérieur et inférieur de la synoviale sont largement distendus. Les mouvements sont normaux et ne déterminent pas de craquements. Les extrémités articulaires surtout du côté du fémur, sont un peu hypertrophiées, et quand le malade est debout, les genoux se touchent comme chez les cagneux. Quant aux troubles fonctionnels, ils sont nuls. Le malade marche tout le jour et ne souffre que lorsqu'on fait exécuter à l'article des mouvements de flexion forcée.

Traitement. — Dès son entrée à l'hôpital, le malade est soumis au traitement suivant : sirop d'iodure de fer, quatre cuillerées par jour ; iodure de potassium, 4 grammes. Sous l'influence de ce traitement, il ne s'est pas produit une amélioration sensible dans l'état de notre malade dont le séjour à l'hôpital a duré du 5 février au 5 avril. Aussi faut-il supposer que nous nous trouvons en présence d'un sujet réfractaire au traitement, comme il en est cité plusieurs exemples dans la statistique d'Augagneur.

OBSERVATION LXXVIII

Syphilis héréditaire. — Ostéo-arthropathie du genou droit

Obs. de Falkson. (Berlin. Klin. Woch. n° 25, juin 1883. p. 375.

Garçon de 11 ans.

Antécédents héréditaires. — Premier né de parents syphilitiques.

Pendant sa grossesse, la mère présentait des accidents secondaires Après lui, elle eut cinq enfants, tous morts dans leur première année.

Antécédents personnels. — L'enfant a eu d'abord de nombreuses éruptions et ulcérations. Depuis de longs mois, il a les yeux malades. Enfin depuis 8 mois, gonflement et sensibilité du genou. droit.

Etat actuel. — Larges cicatrices blanches, mobiles de la région parotidienne gauche et du genou gauche. Kératite parenchymateuse double, encore en pleine évolution à droite Dents normales.

Le genou droit est très tuméfié : épaississement de la capsule, qui au moment de la flexion vient faire une forte saillie aux 2 côtés de la rotule. Epanchement insignifiant. Sensibilité diffuse à la pression. Mouvements douloureux, mais ayant conservé leur amplitude. En marchant, l'enfant évite de fléchir son membre.

Le traitement spécifique a rapidement déterminé une amélioration notable.

OBSERVATION LXXIX

Syphilis héréditaire précoce. — Ostéo-arthropathie du coude droit.

Obs. 1 de Morel-Lavallée. (Union médicale, 3 mai 1888, p. 693).

Garçon de 13 ans.

Antécédents héréditaires. Père buveur, était lors de son mariage, porteur de plaques blanches dans la bouche, il les brûlait fréquemment à la pierre infernale. Il avait alors 24 ans.

La mère, indemne jusqu'à son mariage, n'a jamais présenté d'accidents, ni de stigmates spécifiques.

En 1872 a lieu leur mariage. En 1873, naissance à terme d'une fille qui mourut au bout de 2 mois, ayant présenté du coryza, des ulcérations buccales et périanales. Elle aurait contagionné sa nourrice. En 1874, naissance d'un deuxième enfant (notre malade). Puis nous trouvons successivement, une fille à terme, bien portante encore en 1885, n'ayant jamais jusqu'à sa 9e année présenté d'accidents spécifiques ; une fausse couche de 6 mois (1882), une grossesse normale, touchant à son terme (octobre 1887).

Antécédents personnels : Nourri par sa mère. à l'âge de 2 mois apparaît aux pieds et aux mains une desquamation accompagnée de crevasses. A 6 mois, éruption généralisée de boutons crôuteux ; un médecin qui les vit, ordonna des pilules à la mère. Jusqu'à 4 ans. rien autre à noter qu'une diarrhée intermittente et tenace.

A 4 ans, affection oculaire qui entraîne une cécité de plusieurs mois et laissa les lésions suivantes observées par M. Trousseau : Dépôts sur la cristalloïde antérieure, consécutifs à des synéchies, traces d'irite ancienne, type d'irite hérédo-syphilitique.

Depuis lors, tous les hivers, il eut des maux de gorge et des écrouelles cervicales dont il porte les marques.

A 10 ans (1884), maux de gorge et enflure du nez, vus par un médecin qui fit des cautérisations et prescrivit de l'iodure. La mère constata alors deux perforations au palais, et les liquides revenaient par le nez ; mais il a dû y avoir des gommes multiples du voile, vu les cicatrices de ce dernier, dont le bord libre est irrégulier, déchiqueté, réticulé, et adhérant en arrière au pharynx, qui lui-même porte la cicatrice formée d'une nappe ulcéreuse. Il ne reste plus de perforation mais il existe encore un au après, un écoulement nasal très prononcé et fétide.

Vu à cette époque à la clinique de St-Louis, l'enfant est soigné pour son nez qui est déformé à la racine et douloureux, tandis que tous les ganglions périmaxillaires sont engorgés. Au dire de l'enfant il aurait été soigné vers le même temps pour des fistules lacrymales et on lui aurait passé des sondes de chaque côté. Il n'est toutefois pas certain qu'il ait eu autre chose que des ostéites de l'unguis qui ont donné lieu à un trajet fistuleux, non fermé en décembre 1887.

Le 13 décembre 1887, l'enfant entre pour la seconde fois à l'hôpital St-Louis. Indépendamment des stigmates dus aux affections ci-dessus mentionnées, nous constatons : une atrophie des testicules déjà vue en 1885 ; une cicatrice à la cuisse gauche, consécutive à une brûlure faite à l'âge de 10 ans. La dentition n'a pas été retardée.

Depuis 5 à 6 mois, il se plaint de ressentir dans les membres inférieurs, des douleurs vives, intermittentes, empêchant souvent le sommeil, s'exaspérant par la station debout trop prolongée. Or les tibias présentent les lésions suivantes :

Au tibia gauche tuméfaction arrondie, lisse, longue de 6 à 7 cent. siégeant à la partie moyenne de la face interne, qui est élargie à ce niveau. Au tibia droit, déformation, dite « en lame de sabre » du tiers supérieur ; incurvation à connexité antérieure, axe avec augmentation de volume de l'os et aplatissement latéro-transversal. Toute la largeur de la face interne est hyperostosée sur une hauteur de cinq à six centimètres.

Le début de ces lésions s'est fait insensiblement ; elles ne sont devenues douloureuses qu'une fois parvenues à un certain degré de développement. L'exploration du squelette nous montre l'existence d'une exostose analogue ignorée du malade. occupant la branche horizontale gauche du maxillaire inférieur, lequel est à cet endroit émoussé et arrondi.

Mais ce qui attire le plus l'attention chez notre petit malade. c'est la déformation et l'immobilité relative de son coude droit ; le membre supérieur est porté en écharpe, vu l'intensité de la douleur provoquée qui disparaît au repos. L'avant-bras est fléchi à 45° sur le bras et cela d'une façon permanente ; tout mouvement provoqué arrache des cris, l'extension étant absolument impossible, tandis qu'on peut, tant soit peu augmenter la flexion. Le coude est tuméfié dans son ensemble en forme de fuseau s'éffilant du haut et en bas, l'éxtrémité inférieure étant de beaucoup la plus volumineuse. Bref l'aspect extérieur est exactement celui d'une tumeur blanche en voie d'ankylose.

Cependant, il n'y a ni œdème. ni gonflement apparent des parties molles ; de plus on arrive, par une palpation attentive, à découvrir que la lésion est exactement limitée à une hyperostose du cubitus portant sur son tiers supérieur. mais principalement sur l'olécrâne dont le développement s'oppose à l'extension. tandis que l'apophyse coronoïde est peut-être également empêchée, bien qu'à un moindre dégré, d'entrer dans la cavité olécrânienne de l'humérus. L'humérus et le radius ne sont aucunement intéressés.

A signaler encore, à l'angle interne de l'œil gauche une fistulette ayant sans doute pour point de départ une altération ancienne de l'unguis..

Traitement : Pilules proto-iodure de cinq centigrammes ; Ki : 2 gr. Huit jours après, la tuméfaction du coude a diminué, les douleurs y sont nulles, quelques mouvements devenus possibles. Au bout de 3 semaines la flexion et l'extension sont possibles à leur maximum, l'hyperostose est encore énorme. Les tibias ont peu diminué, mais ils sont indolents. La fistulette de l'unguis est tarie et bouchée par une croûte, le maxillaire reprend sa forme normale.

Deux mois après (13 février 1888), toutes les hyperostoses continuent à décroître, mais les parties osseuses intéressées restent volumineuses et déformées en masse dans leur configuration générale.

OBSERVATION LXXX

Syphilis héréditaire tardive. — Gommes multiples dont quelques-unes périarticulaires. — Ostéo-arthropathie du coude droit et du genou gauche.

Obs.de Lorenzo Mannino.(Révista clinica di Bologna,nov.1888).

Maggiore Stephano, 27 ans, né à Bagheria,province de Palerme, se présente à ma consultation en novembre 1886 pour une affection dont il souffre depuis l'âge de 19 ans. A cette époque, étant en bonne santé, il a vu se gonfler l'articulation du coude droit, qui prit rapidement des dimensions considérables sans lui causer de gêne, ni de douleur. Peu de temps après, mêmes phénomènes au niveau du genou gauche, sans cause.

L'année suivante, il se produisit au niveau des articulations malades, des plaies qui, à partir de cette époque, ne guérirent plus, où si quelqu'une venait à se cicatriser, une autre se produisait immédiatement dans le voisinage. Dans le cours de cette même année d'autres tuméfactions se développèrent dans la région frontale, lesquelles s'ouvrirent, donnant naissance à des ulcérations sans tendance à la guérison.

A tous les maux s'ajouta une grave maladie de l'œil droit, qui survint dans le cours de la 3e année et laissa l'œil dans un triste état.

Tous les médecins de Palerme l'avaient traité comme scrofuleux. Mais tous les traitements laissaient le malade dans le même état, si bien qu'à la fin, il était devenu un vrai tissu de plaies, objet de dégoût pour tous.

Il n'a jamais eu d'autre maladie.

Son père est encore vivant, sa mère est morte quand il était encore tout enfant, aussi ignore-t-il la cause de sa mort. Il a des frères et des sœurs plus âgés que lui et qui se portent bien.

Ces renseignements étaient pour moi un grand contraste avec la nature des lésions, dont la multiplicité et les caractères objectifs me démontraient la nature spécifique en lettres capitales. Il était donc nécessaire de faire une enquête qui me donna les résultats suivants :

Le père, 60 ans, encore bien portant me raconte que 35 ans environ auparavant sa femme fut atteinte de multiples plaques blanchâtres à la bouche et à la vulve : peu de temps après il fut atteint de plaques semblables à la bouche et à l'anus et d'autres éruptions sur toute la peau. Depuis cette époque, sa femme fit 5 ou 6 avortements, tandis qu'auparavant elle avait eu 6 fils à terme et sains qui sont tous vivants. Le dernier fils qui est notre malade actuel, venu au monde après ces 6 avortements, naquit avec une tête très grosse et diverses éruptions sur la peau, qu'il ne peut plus préciser maintenant, mais qui guérirent au bout de 2 ans par des frictions de pommade mercurielle et d'autres médicaments internes. Quant à la mère, au bout de cinq à six ans après la naissance de cet enfant, elle mourut, pleine de plaies et de douleurs.

Quant à lui, il n'avait plus eu aucune manifestation de la mala-die et s'était remarié plus tard.

Etat actuel. — Coloration vitreuse de la peau, muqueuses déco-lorées ; masses musculaires atrophiées. Il boite par suite d'une ankylose du genou gauche.

Tête et face. — Sur le front ulcérations arrondies à bords tail-lés à pic. Les plus grandes mesurent une pièce de 2 francs. Toutes pénètrent jusqu'à l'os frontal qu'elles mettent à nu. Le fond est grisâtre puis jaunâtre, fétide, peu abondant. Entre elles, cicatrices récentes d'un teint cuivré classique avec tendance à la chéloïde ; ces lésions ne sont pas douloureuses.

Œil droit. — Proéminent, paupières closes (buphtalmie). My-driase, opacites noires et irrégulières sur la face postérieure du cristallin, atrophie de la papille ; excavation glancomateuse, dépig-gmentation de la choroïde et diminution considérable de l'acuité visuelle. Ces symptômes sont ceux d'une choroïdo-retnite an-cienne.

Coude droit. — Toute l'articulation était tuméfiée et déformée, ankylosée à angle obtus. Pronation et supination limitée, muscles profondément atrophiés. Les muscles du bras sont amaigris mais moins que ceux des avant-bras. Sur la région externe du coude qui avait perdu sa configuration normale, existaient deux ulcéra-tions de forme circulaire, dont la première en rapport avec l'hu-mérus était de la grandeur d'un sou et pénétrait jusqu'à l'os, que la sonde montrait dénudé, son fond était grisâtre, fongueux avec des bords nettement taillés à pic et secrétait un pus fétide. La seconde ulcération, en rapport avec le cubitus, moins grande et d'une forme moins régulière présentait un fond lardacé, d'où s'exhalait un pus infect. D'autres ulcères plus petits existaient sur les régions interne et postérieure. Une ulcération serpigi-neuse étendue, occupait tout le tiers supérieur externe de l'avant-bras. Un certain nombre de cicatrices irrégulières étaient dissé-minées entre ces régions.

Genou gauche. — Ankylose à angle obtus tourné en arrière, donnant lieu à un raccourcissement de quelques centimètres et à de la claudication. Articulation déformée, tuméfiée, un peu sensi-ble à la palpation. Pas de mouvements de bascule de la rotule, qui au contraire adhère énormément à l'articulation. Ulcération de forme variée sur la région antérieure, s'étendant à tout le tiers supérieur et antérieur de la jambe. Léger œdème du dos du pied.

L'examen des dents, du thorax, de l'abdomen n'a révélé aucune atteinte. Il y a seulement un léger degré de surdité dont le malade souffre depuis l'enfance, sans altération de la membrane du tympan.

Diagnostic : Syphilis héréditaire tardive, gommes multiples ulcérées des articulations du coude droit, du genou gauche et de la région frontale.

Exactement : Traitement spécifique mixte : injections intra-musculaires de sublimé, alternant avec l'administration interne de IK à la dose de 1 à 4 grammes par jour en augmentant quotidiennement de 20 centigrammes. Chaque jour on administre également la poudre de tréfusia de Luigi d'Emilio. A l'extérieur, lavages phéniqués, application d'un onguent composé d'iodoforme et de pommade mercurielle dans la proportion de 1 sur 10. Collectoire au chlorate de potasse et grand soin des dents.

L'amélioration est rapide. En 10 jours, les ulcérations du coude étaient comblées en voie de cicatrisation. L'état général se relève. Guérison complète au bout de 3 mois.

OBSERVATION LXXXI

Syphilis héréditaire tardive. — Ostéo-arthropathie hyperostosique du genou gauche.

Observ. de Roland. (Th. Bordeaux, 1888, p. 33).

B... Armand-Dominique, 20 ans, entre à l'hôpital Saint-André de Bordeaux, dans le service de clinique de M. le professeur Lannelongue, le 27 novembbre 1887 pour des douleurs et du gonflement du genou gauche.

Antécédents héréditaires. — Père âgé de 50 ans, bonne santé. Mère, 48 ans, s'est toujours bien portée ; mais il y a 23 ans, elle prit un nourrisson qui, au dire du malade, lui fit venir du mal au sein. Quelques jours après seraient survenues des taches roses sur tout le corps. Elle n'a jamais souffert de la gorge, ni perdu ses cheveux, mais elle se serait longtemps plainte de douleurs à exacerbations nocturnes.

Antécédents personnels. — Rien dans son enfance.

Il y a 5 ou six ans, à 14 ans, il a commencé à éprouver quelques douleurs dans le genou gauche. Le malade travaillait dans la journée, et souffrait surtout la nuit. Ces douleurs nocturnes gênaient quelquefois le sommeil et forçaient le malade à garder le lit pendant quelques jours pour réparer ses forces.

Le genou commença à gonfler. Après des alternatives de mieux et de pire, le malade se décide à consulter à l'hôpital Saint-André.

Etat actuel. — La peau ne présente aucune cicatrice, les muqueuses n'offrent rien de particulier. Rien aux yeux, ni aux oreilles

Malformations dentaires. — La canine inférieure gauche est creusée d'une rigole, on dirait qu'à partir de ce point, la dent se présente comme un gland hors de sa cupule et que toute cette partie est privée d'émail.

Taille 1^m64.

Le membre inférieur gauche forme un angle très ouvert et le creux poplité se trouve élevé de quatre doigts environ du plan du lit. La peau est normale, tout le genou est fort gonflé et présente en exagérant la comparaison la forme de 2 cônes adossés par leur base et dont le sommet remonterait du côté du fémur et descendrait du côté de la jambe. C'est un gonflement en masse où la rotule ne semble pas particulièrement soulevée. Au palper, on ne perçoit qu'une dureté osseuse. Le genou gauche mesure dans sa ligne médio-rotulienne 36^{cm}5 de circonférence, le genou droit ne mesure que 33. Le gonflement remonte à 12^{cm} du côté du fémur et descend à 8^{cm} sur l'épiphyse tibiale supérieure.

Les bords des plateaux du tibia sont légèrement sensibles. Pas d'incapacité fonctionnelle, ni immobilisation de la jointure, craquements osseux dans les mouvements.

Le malade a eu un trajet fistulaire tari depuis 3 ans, sur la face externe de la partie supérieure du tibia droit.

Traitement. — Dès son entrée, le professeur Lannelongue donne IK et fait faire des frictions d'onguent napolitain.

Assez rapidement le genou gauche revient aux dimensions normales du genou droit, les douleurs ont disparu.

Observation LXXXII

Syphilis héréditaire. — Ostéo-arthropathie du genou gauche

*Observ. de Trinkler, docent à la Karcow (Russie) publiée
dans la Gazette clinique hebdomadaire 1890, 30 avril*

O... Eugénie, 13 ans, cicatrice dans la région sterno-cléido-mastoïdienne, strabisme convergent, dents d'Hutchinson, glandes lymphatiques du cou de l'aisselle tuméfiée des aines. Depuis 4 mois, douleurs aux 2 tibias et dans l'articulation du genou gauche ; elles sont nocturnes, le jour la malade va à l'école. Le genou gauche est plus volumineux, il a 39 centimètres, tandis que le droit en a 34. Sur le condyle interne le long du tendon extenseur, il se trouve un gonflement fluctuant. Choc rotulien. Les mouvements actifs et passifs du genou sont libres. A la pression sensibilité à la partie interne ; les 2 tibias sont aussi douloureux.

Fouquet   12

La peau est œdématiée : sur les crêtes tibiales pas d'exostoses. Sa mère est bien portante, son père est mort du typhus. L'enfant a toujours été chétive.

Traitement : Décoction de salsepareille et 2 gr. d'IK par jour. Après 3 semaines de traitement, les 2 genoux sont de volume égal aucune trace de périostite.

Observation LXXXIII

Syphilis héréditaire. — Hyperostoses. — Ostéo-arthropathie du genou et du coude droits

Observ. II de la thèse de Gelma, 1891. — Service du professeur Lannelongue.

P... Louise, 7 ans 1/2, entre le 20 mars 1891.

Antécédents héréditaires. — Mère 28 ans, bien portante. Cinq enfants, dont un mort à 3 semaines, pas de fausses couches. Père chapelier, bien portant.

Antécédents personnels. — Il y a 3 ans chute sur le sol pierreux, mais peut se lever et marcher. Soignée à l'hôpital pour fracture de jambe. Appareil inamovible 2 mois, sans amélioration. Au bout d'un an abcès s'ouvrant spontanément et laissant couler pus et séquestres osseux. Fistule qui s'oblitère bientôt.

Il y a un mois, nouvel abcès, ouverture spontanée. Actuellement sur la face interne de la jambe droite, 2 gommes, l'une inférieure ouverte, l'autre plus haut sans rougeur, mais nettement fluctuante.

Os. — Tibia droit hyperostosé des 2 côtés ; tête du péroné hyperostosée, de même pour la moitié supérieure du radius droit, pour l'humérus qui présente une gomme sur l'épicondyle et le cubitus gauche.

Articulations. — Genou et coude droits sont le siège d'un épanchement.

Mouvements possibles.

Les dents présentent l'état haché et cannelé de la syphilis héréditaire. — Traitement : Sirop de Gibert. Pansement au Vigo. La petite malade sort guérie le 18 mai.

Observation LXXXIV

Syphilis probablement héréditaire. — Gommes multiples. — Ostéo-arthropathie des coudes et des genoux

Obs. de Bawlby. Brit. med. Journ., 28 oct. 1893, p. 946.

Le malade était un garçon, il avait 20 ans quand il mourut. Il avait joui d'une bonne santé jusqu'à 13 ans, âge auquel il fut atteint d'une arthrite légère du genou gauche. Un an après, apparurent des grosseurs sur les tibias ; celles-ci s'ouvrirent et il y eut élimination de tissu osseux. Le malade entra à l'hôpital de St-Bartholomé à l'âge de 16 ans avec une ulcération à une jambe et de l'épaississement des 2 tibias.

Il fut soigné par Morrant Baker pendant quelques mois et sortit de l'hôpital avec sa plaie cicatrisée. Il revint un an après ; ulération nouvelle au même endroit de la jambe et bientôt après apparition d'un épanchement dans les genoux et les coudes. Depuis ce temps, il a continué à souffrir de l'augmentation de volume et de la raideur de ces articulations. Avant sa mort, il présenta encore des gommes du front, des bras, du maxillaire qui s'abcédèrent, de l'ostéite chronique de l'humérus.

Il mourut de dégénérescence amyloïde des viscères.

Autopsie. — On trouve des gommes de la voûte crânienne, d'anciennes cicatrices sur le pharynx. Les reins, le foie, la rate sont atteints de dégénérescence amyloïde. Le foie et la rate sont très hypertrophiés.

Les 2 coudes, l'épaule droite et les deux genoux, les deux tibias et les deux humérus étaient malades. Toutes les lésions articulaires étaient semblables : épaississement de la synoviale avec franges hypertrophiées et pédiculées, épanchement synovial abondant et épais. Les cartilages étaient épaissis et déformés par le développement « d'ecchondroses » par places, ailleurs largement détruits. Il semble que certaines portions de cartilage aient été enlevées à la gouge (gouged away) de façon à laisser des ilots irréguliers à bords en croissant. Le processus avait détruit tantôt une partie, tantôt toute l'épaisseur du cartilage.

La surface articulaire n'était plus lisse et régulière, mais épaissie sur les bords et creusée de trous et de rigoles surtout au centre.

Les os étaient cariés et sous le cartilage articulaire s'était fait un travail d'ostéite raréfiante avec dépôts caséeux. Les ligaments ne semblaient pas atteints ; il n'y avait pas d'ankylose.

OBSERVATION LXXXV

Syphilis héréditaire tardive. — Péritonite chronique. — Cirrhose atrophique du foie. — Hyperthrophie considérable de la rate : lésions osseuses, ostéo-arhropathie des coudes, de l'articulation fibro-tarsienne droite, sterno-claviculaire droite, de l'épaule droite et deux genoux.

Obs. d'Apert. Bulletin de la Société anatomique, 1895, *p.* 645.

Fillette de 12 ans, entrée dans le service de M. le Professeur Gaucher.

Antécédents héréditaires. — Père vivant, 48 ans, bien portant.

Mère vivante, 40 ans, bien portante, nie la syphilis. 10 enfants ; 2 vivants, 8 mort-nés ou morts en bas-âge.

Antécédents personnels. — Elevée au sein jusqu'à 21 mois.

Rougeole à 5 ans, suivie d'une kératite interstitielle double qui a duré deux ans. En 1892, l'enfant a eu de l'ozène et elle a conservé un écoulement sanieux par les narines et son nez s'est affaissé. En même temps, les épiphyses de la plupart des os ont commencé à gonfler. L'enfant considérée comme rachitique, a été envoyée à Berck, où on a constaté une hypertrophie de la rate. Etant à Berck, elle a commencé à souffrir de toutes les articulations. Ces douleurs ont persisté depuis son retour à Paris. Depuis 4 mois, l'enfant souffre de tous ses membres.

Etat à l'entrée. — Périostite gommeuse du cubitus gauche avec ankylose du coude. Périostite des 2 tibias. Ozène avec affaissement de la cloison.

Rate énorme, bosselée, descendant jusque dans la fosse iliaque; mesurant 21 centimètres de long sur 9 de large. L'enfant est mise au traitement antisyphilitique.

5 octobre. — Le traitement n'amenant pas d'amélioration, on fait une injection d'huile à l'iodure de mercure ; malgré ce traitement, l'état ne se modifie pas. Le 3 novembre, poussée fébrile, apparition d'une arthrite tibio-tarsienne à droite. Les injections d'huile grise sont continuées sans résultat. Au mois de mai 1895, en arrivant dans le service, je trouve l'enfant dans l'état suivant :

Face hideuse par suite de l'affaissement complet du nez, le lobule fait seul saillie et les narines regardent en avant. Haleine d'une odeur repoussante. Sur le cuir chevelu, saillies arrondies, fluctuantes, de grosseur variant d'un pois à une noisette ; ce sont des gommes ramollies des os du crâne. Les cornées des deux côtés ont une teinte opaline, reliquat des anciennes kératites : l'enfant n'est pas aveugle.

Les clavicules sont déformées, la droite présente du gonflement à sa partie externe ; l'articulation sterno-claviculaire droite est gonflée et douloureuse à la pression. La clavicule gauche est augmentée de volume. Thorax amaigri, avec un réseau veineux sous-cutané très développé.

Abdomen très saillant a circulation veineuse très développée. Toute la partie gauche du ventre est occupée par une tumeur qui de l'hypocondre gauche descend vers le flanc et dans la fosse iliaque jusque vers le pubis ; en dedans elle atteint l'ombilic. Il n'y a pas d'ascite. Le foie est caché sous les fausses côtes, sa matité est large de 3 travers de doigt.

Les membres sont décharnés, sauf au niveau des articulations qui sont gonflées et le siège d'un réseau veineux très développé.

Membre supérieur droit. — Mouvements de l'épaule conservés. Coude gonflé, douloureux, empâté, mouvements impossibles. Le bras est immobile en demi-flexion. Le cubitus est gonflé dans toute sa diaphyse et jusqu'à son articulation carpienne. Le radius présente aussi des gonflements. Carpe gonflé ; mouvements de flexion de la main limités.

Membre supérieur gauche. — Moins atteint. Le coude seul est gonflé, empâté, douloureux, immobilisé en demi-flexion.

Membres inférieurs. — Mouvements des articulations de la hanche en partie conservés, mais limités par la douleur. Pression sur les grands trochanters douloureuse des deux côtés.

Genoux très gonflés, tissus péri articulaires indurés, les jambes sont immobilisées en demi-flexion sur la cuisse. Le tibia droit présente un gonflement considérable avec des points fluctuants (gommes ramollies). Les deux malléoles sont gonflées, empâtées.

L'auscultation des poumons et du cœur ne révèle rien d'anormal. L'état de l'enfant resta le même pendant tout l'été de 1895. Tous les traitements mercuriels ayant échoué, on se contente d'administrer 1 gramme d'iodure de potassium par jour. De temps en temps exacerbations de douleurs sur une ou plusieurs articulations, crises douloureuses abdominales.

A partir du 10 septembre, le ventre se tympanise considérablement, les veines sous-cutanées deviennent énormes, épanchement ascitique ; les douleurs augmentent et ne sont apaisées que par la morphine. Diarrhée abondante et fétide. Vers le 4 octobre, hypothermie ; la malade entre dans le coma le 9 et meurt le 10.

Autopsie. — 36 heures après la mort.— 10 litres de liquide ascitique.

Foie atrophié (poids 920 grammes). Chaque lobe est divisé en plusieurs mamelons par des bandes de sclérose, foie ficelé. Deux cicatrices étoilées sur sa face convexe. On ne trouve pas de gommes intra-hépatiques.

Rate très hypertrophiée (poids 500 grammes) nettement bilobée. La capsule est très épaissie, dure et scléreuse. Intestin parsemé d'ecchymoses.

Reins et cœur normaux.

A gauche, symphyse pleurale totale. Poumons sains des deux côtés. Quelques ganglions du hile, l'examen microscopique ne révèle pas de bacilles tuberculeux.

Squelette. — Sur la calotte crânienne, gommes ramollies, les unes soulevant le périoste, les plus grosses ayant perforé celui-ci. Ulcérations et perforations multiples sur le frontal, les pariétaux et l'occipital.

Articulation du genou. — Les parties périarticulaires sont transformées en un tissu lardacé. La rotule crépite sous le doigt comme du parchemin; il en est de même des extrémités articulaires du fémur et du tibia. Celle-ci est tellement fragile qu'elle s'est fracturée pendant le transport du cadavre à la salle d'autopsie.

L'articulation est remplie d'un liquide trouble, rougeâtre; les cartilages sont ulcérés en plusieurs points sur la tête du fémur.

Sur la pièce sèche, on voit que le fémur présente seulement une ulcération près de la limite du cartilage articulaire et de petites ulcérations de ce cartilage.

Le tibia est au contraire atteint d'ostéite; toute sa face externe est spongieuse et couverte d'ulcérations superficielles. Le péroné est sain dans son extrémité articulaire; mais plus bas, il est augmenté de volume et transformé en tissu spongieux avec ulcérations profondes; le canal médullaire a disparu.

La rotule est méconnaissable. Elle présente en son milieu deux perforations. Le reste de l'os est réduit à une lamelle osseuse qui est fortement entamée sur son bord supérieur par une échancrure polycyclique, et qui est au contraire épaissie et ulcérée superficiellement sur son bord interne; l'extrémité inférieure, au niveau de l'insertion du tendon rotulien, est irrégulièrement ulcérée.

OBSERVATION LXXXVI

Syphilis héréditaire. — Ostéo-arthropathie du genou gauche

Observ. I. de MM. Kirmisson et Jacobson. Revue d'orthopédie,
1897, p. 367.

L... Charles, 4 ans et demi, nous est amenée le 17 septembre 1896 à la consultation de l'hospice des Enfants-Assistés pour un gonflement du genou gauche.

Antécédents héréditaires. — Le père a eu la syphilis, il y a cinq ou six ans, à l'âge de 26 ans. Il a eu un chancre, la roséole, des plaques muqueuses, des clous (?) et il y a deux ans, sur la verge, une syphilide chancriforme. Il s'est soigné par le proto-iodure et le sirop de Gibert pendant deux ans.

Actuellement, il présente une glossite syphilitique typique (langue parquetée) avec leucoplasie linguale. C'est un grand fumeur. Il boit environ 3 litres de vin par jour, mais pas d'alcool et présente quelques signes d'éthylisme.

La mère n'a pas eu d'accidents pouvant être rapportés à la syphilis. Elle a eu cinq enfants :

1er enfant.— Garçon. Mort-né au septième mois de la grossesse.

2e enfant. — Garçon. Agé actuellement de 10 ans 1/2. Atteint d'otite chronique suppurée.

3e enfant. — Fille. Morte à l'âge de six mois avec des éruptions sur tout le corps.

4e enfant. — Fille. Agée actuellement de six ans. A eu, il y a deux ans, une grosseur à l'anus, traitée avec succès par le sirop de Gibert et l'iodure.

5e enfant.—Est notre malade.

Cet enfant à l'âge de 18 mois, a été montré à M. le Professeur Hutinel, pour une éruption généralisée. M. Hutinel a ordonné des frictions mercurielles qui ont rapidement amené la guérison. Depuis, l'enfant s'est toujours bien porté.

L'affection actuelle du genou a débuté sans cause comme en décembre 1895. C'est le matin en levant l'enfant, que la mère a remarqué par hasard que le genou était gros. L'enfant ne s'en était pas plaint. On le conduisit dans un hôpital où on lui appliqua des pointes de feu, puis un appareil plâtré qu'il garda 18 jours sans aucun résultat.

Mais comme l'affection n'était pas douloureuse, on ne s'en préoccupa pas davantage, et l'enfant ne suivit pas d'autre traitement. L'affection persistait avec des alternatives de mieux et de pis. Il n'y a pas eu de douleurs, mais seulement assez souvent une sensation de fatigue. Enfin le 17 septembre 1896, un an après le début du mal, on nous amène le petit malade.

Etat actuel. — Le genou gauche est augmenté de volume dans son ensemble. L'exploration de l'articulation montre qu'elle renferme une quantité modérée de liquide. Il n'y a pas de fongosités. Ce qui nous frappe surtout, c'est l'indolence lors des mouvements passifs et la conservation intégrale des ces mouvements. Pas d'attitude vicieuse du membre. Léger degré de genu valgum.

L'extrémité du tibia est très augmentée de volume, surtout son condyle interne qui fait une forte saillie à la face interne du membre. L'enfant boite légèrement. Il n'a jamais eu de douleurs dans son genou malade.

On voit au pourtour de l'anus quelques cicatrices blanches déprimées.

Diagnostic. — Ostéo-arthropathie hérédo-syphilitique.

Traitement. — Frictions mercurielles et iodure de potassium.

1er octobre 1896. — L'enfant est revu. Le gonflement du genou a diminué et on peut percevoir au côté externe du cul-de-sac sous-trécipital un nodule dur, de la grosseur d'un haricot, siégeant à la hauteur du point de réflexion de la synoviale.

15 octobre. — Même état. Le petit nodule a disparu.

29 octobre. — L'enfant peut être considéré comme guéri. Il marche sans boiter, sans souffrir.

12 novembre. — Guérison complète. Le traitement est supprimé.

10 décembre. — L'enfant nous est ramené parce que son genou est de nouveau légèrement gonflé. Il ne boite pas, mais il a eu peu d'épanchement dans son genou. Reprise du traitement.

24 décembre. — L'épanchement a diminué manifestement.

20 janvier 1897. — La guérison est complète ; le traitement est interrompu. Nous avons depuis lors pris à plusieurs reprises des nouvelles de l'enfant ; la guérison s'est maintenue.

OBSERVATION LXXXVII

Syphilis héréditaire. — Ostéo-arthropathie de la hanche gauche

Obs. II de MM. Kirmisson et Jacobson. — *Revue d'orthopédie,*
1897, p. 370.

Q... André, âgé de 27 mois, nous est amené à la consultation des Enfants-Assistés le 4 février 1896 ; il boite légèrement et porte son membre inférieur gauche dans l'abduction ; le bassin est abaissé du même côté. Légère inflexion du tibia à convexité externe. Pas de symptômes évidents du côté de l'articulation coxo-fémorale. Cependant on pense à une coxalgie. Le diagnostic est réservé.

27 avril. — L'enfant revient. On reconnaît que s'il s'agit d'une coxalgie, elle est un peu spéciale. Il existe un gros empâtement au côté externe de la racine de la cuisse ; on fait dans cette région une ponction exploratrice qui ne ramène rien. Application d'un appareil plâtré qui reste en place jusqu'au 17 octobre.

17 octobre. — Nous sommes frappés par l'augmentation énorme de l'extrémité supérieure du fémur, coïncidant avec la conservation de mouvements très étendus. Il n'y a pas d'attitude vicieuse du membre et presque pas de douleur. Nous remarquons encore que l'enfant présente sur l'abdomen une éruption de petites plaques circulaires ayant les dimensions d'une pièce de cinquante centimes légèrement surélevées, de coloration un peu cuivrée et recouvertes d'un enduit plâtreux peu épais. Cette éruption ne siège que sur l'abdomen. Il n'y a rien aux coudes ni aux genoux. Ces papules

guérissent spontanément et laissent une macule fortement pigmentée qui blanchit, puis disparaît complètement.

Il existe sur la langue une glossite desquamative marginée des plus nettes.

Le malade a été montré à M. le Pʳ Du Castel qui, tout en pensant qu'il s'agit plutôt d'une éruption non syphilitique, a conseillé cependant d'essayer le traitement antisyphilitique.

20 octobre. — L'enfant est endormi par le chloroforme et examiné avec soin. On trouve, immédiatement au-dessous du grand trochanter, une double tumeur osseuse, l'une à la face antérieure, l'autre à la face postérieure du fémur. L'articulation elle-même ne semble pas malade. Les mouvements sont conservés dans une très grande étendue et très peu douloureux. Il n'existe pas de contracture des muscles périarticulaires, pas d'attitude vicieuse permanente. Tout en un mot donne l'impression d'une affection juxta-articulaire plutôt qu'articulaire.

Les parents de l'enfant sont alors examinés.

La mère est parfaitement bien portante et n'a aucun antécédent suspect.

Le père, bien portant aujourd'hui, a eu à l'âge de 24 ans, un chancre unique, pas de bubon, pas de roséole, pas de chute de cheveux ; mais à plusieurs reprises, il a eu des plaques muqueuses buccales. Ces plaques, montrées à un médecin, ont été soignées par l'iodure de potassium et la liqueur de Van Swieten.

L'enfant est mis au traitement par l'iodure et les frictions mercurielles ; on ne le soumet à aucune immobilisation.

10 novembre. L'enfant est revu. Il existe toujours une augmentation de volume assez considérable de l'extrémité supérieure du fémur avec intégrité de tous les mouvements de l'articulation, indolence absolue, absence de contracture. L'enfant marche avec une légère claudication.

Traitement de Gibert, emplâtre de Vigo.

17 décembre. Le gonflement de l'extrémité fémorale a notablement diminué. L'enfant marche sans douleur et presque sans claudication. L'éruption abdominale continue à évoluer. On continue le traitement.

30 janvier 1897. Les tuméfactions osseuses ont complètement disparu. Les mouvements articulaires sont complets. L'éruption a cessé. Le traitement est supprimé. La guérison s'est maintenue.

OBSERVATION LXXXIX

Syphilis héréditaire tardive. — Kératite interstitielle. — Doubl: ostéo-arthropa!hie du genou

Obs. de H.Méry et L. Guillemot (Bulletin de la Société médicale des hôpitaux de Paris, n° 12, avril 1903, p. 325. (Résumée).

Garçon de 7 ans.

Antécédents héréditaires. — Parents bien portants.

Père sans antécédents spécifiques.La mère n'a pas présenté d'accidents suspects ; elle n'a pas fait de fausse couche. mais a perdu 2 enfants en bas-âge, l'un à 16 mois en nourrice, de méningite (?) ; l'autre, né avant terme à 8 mois, n'a vécu qu'un mois.

Antécédents personnels. — Notre petit malade, né à terme est bien constitué. Il a été nourri au sein par sa mère jusqu'à 18 mois ; il a marché tard, à 20 mois seulement. Rougeole à 3 ans demi.

L'affection qui l'amène, a débuté il y a 2 mois. Les parents ont d'abord remarqué des troubles du côté des dents, qui paraissaient tenir à l'évolution pénible de la seconde dentition. Il a eu à ce moment de la gingivite avec adénite sous-maxillaire. A la même époque, l'œil droit devient rouge et larmoyant, bientôt l'enfant ne peut l'ouvrir et la vue s'affaiblit, malgré les différents traitements institués (lavages à l'eau boriquée. pommade au précipité jaune, collyre à l'atropine). L'œil gauche n'est pris que depuis quelques jours. Très peu de temps après l'apparition des symptômes oculaires surviennent des modifications importantes du côté des genoux : ce sont d'abord des douleurs au moment où l'enfant se redresse, puis peu à peu, cela surtout depuis trois semaines, les souffrances augmentent, les jointures deviennent raides, se déforment, et bientôt notre petit malade ne peut plus marcher. Il arrive tout au plus à se traîner péniblement, c'est alors que l'enfant nous est envoyé.

Etat actuel. — Il entre dans le service du Prof. Grancher, le 14 janvier apporté par son père. Lorsqu'il est debout, on voit qu'il porte le poids du corps sur la jambe gauche, tandis que la droite, à demi-fléchie, ne touche le sol que par la pointe du pied. Si on cherche à l'étendre, on provoque de la douleur ; il s'agit d'une attitude vicieuse qui ne disparaît pas par le décubitus dorsal.

Quand on examine l'enfant étendu sur un lit et dévêtu, voici ce qu'on constate : les deux genoux sont déformés, mais pas au même degré. le droit plus que le gauche ; ils sont le siège d'une augmentation de volume qui leur donne une apparence globuleuse et cet aspect accentué par l'athrophie musculaire rappelle absolu-

ment, pour le genou droit, la déformation caractéristique de la
tumeur tuberculeuse.

La palpation permet de se rendre compte que l'aspect des jointures tient surtout à l'augmentation de volume des extrémités osseuses, principalement à l'hyperthrophie des condyles internes
fémoraux et à un moindre degré des plateaux des tibias. Mais en
outre il y a de l'hydarthrose ; le choc rotulien est net des deux côtés
surtout à droite. De ce côté, le cul-de-sac sous-trécipital est manifestement empâté et la palpation en est douloureuse surtout en
dehors. Les mouvements réveillent de la douleur principalement
à droite : l'extension complète de la jambe sur la cuisse est limitée
par la contracture des fléchisseurs qui maintiennent d'une façon
permanente le membre inférieur en demi-flexion.

Du côté gauche, au contraire, les mouvements ne sont pas douloureux. En dehors de ces manifestations articulaires limitées aux
genoux, l'attention est attirée par l'état des yeux. Ceux-ci sont le
siège d'un larmoiement et d'une photophobie très marqués qui en
rendent l'examen difficile : cependant, nous arrivons à nous rendre compte que du côté droit la cornée est le siège d'une infiltration diffuse, avec injection vive des vaisseaux au niveau du limbe ;
que d'autre part, notre malade ne distingue pour ainsi dire pas
les objets avec cet œil et qu'il ne voit qu'un brouillard. Du côté
gauche il y a aussi opacité de la cornée, mais légère, avec injection
périkératique ; la vision est peu modifiée. En somme, double kératite interstitielle très prononcée à droite. C'est là le diagnostic
porté par M. Roche, médecin oculiste du service. Ajoutons que
l'examen à l'éclairage oblique a permis de constater l'absence de
synéchie.

La présence d'un stigmate aussi important de syphilis héréditaire chez notre petit malade nous imposait une recherche minutieuse des autres signes.

Du côté de la bouche, dents en mauvais état, mal plantées, can-
nelées, mais pas de véritables dents d'Hutchinson. Rien d'anormal du côté des oreilles, du nez, du testicule.

Aucune lésion viscérale apparente ; développement physique et
intellectuel normal.

Le diagnostic porté est donc : double ostéo-arthropathie hérédo-
syphilitique. Traitement : frictions mercurielles et iodure de potassium. Le membre droit est placé dans une gouttière ouatée, et
de l'emplâtre de Vigo appliqué sur le genou. Ce traitement continue pendant quinze jours sans modifications sensibles ni du côté
des jointures ni du côté des yeux.

Devant cet échec, nous pensons à employer une médication plus énergique et nous décidons de commencer une série d'injections intra-musculaires de bi-iodure de mercure obtenu en solution aqueuse par l'addition d'une petite quantité d'iodure de potassium. Déjà au bout de quatre ou cinq de ces injections, l'action thérapeutique se manifestait par la disparition des douleurs ; bientôt les mouvements devenaient plus faciles du côté droit et l'hydarthrose diminuait pour disparaître presque complètement. Parallèlement l'infiltration kératique se résorbait peu à peu, la vision si compromise de l'œil droit se rétablissait et aujourd'hui après environ 35 injections de 4 milligrammes de bi-iodure suspendues seulement pendant quelques jours à cause d'une légère salivation, notre petit malade est très amélioré ; les douleurs ont cessé, les mouvements sont possibles. Il marche. Les articulations ont diminué de volume grâce surtout à la disparition de l'hydarthrose, car il reste encore de l'hyperostose des épiphyses fémoro-tibiales. Du côté des yeux, l'œil gauche est aujourd'hui normal, l'œil droit est très amélioré, la cornée presque entièrement désinfiltrée et la vision à peu près rétablie.

OBSERVATION LXXXIX

Syphilis héréditaire tardive. - Kératite interstitielle. - Double ostéo-arthropathie du genou

Obs. VII de la thèse de M. Métayer (1904), page 56, recueillie
dans le service de M. le Professeur Grancher.

D... André, âgé de 7 ans, entre le 14 janvier 1903, à l'hôpital des Enfants-Malades. salle Bouchut, dans le service de M. le Professeur Grancher.

Antécédents héréditaires. — Les parents sont bien portants ; malgré un interrogatoire minutieux, nous n'avons pu trouver d'antécédents spécifiques du côté du père ; quant à la mère, elle n'a jamais non plus présenté d'accidents suspects ; elle n'a pas fait de fausses couches, mais a perdu deux autres enfants en bas âge, l'un est mort à seize mois, en nourrice, de méningite (?), l'autre, né avant terme à huit mois, n'a vécu qu'un mois.

Antécédents personnels. — L'enfant est né à terme et bien constitué. Rien de particulier n'a marqué sa première enfance ; la mère nous dit bien qu'il a eu un « rhume » peu après sa naissance, mais il s'agit très probablement d'un coryza qui a guéri rapidement et spontanément. L'enfant a été nourri au sein par sa mère jusqu'à dix-huit mois ; il a marché tard à vingt mois. A trois ans et demi, il a eu la rougeole.

Etat actuel. — L'affection pour laquelle il entre à l'hôpital a débuté il y a deux mois environ. Les parents ont d'abord remarqué des troubles du côté des dents, troubles qui paraissaient tenir simplement à l'évolution pénible de la seconde dentition ; il a eu à ce moment de la gingivite avec adénite sous-maxillaire. A peu près à la même époque, l'œil droit devient rouge et larmoyant ; bientôt l'enfant ne peut plus l'ouvrir et la vue s'affaiblit, malgré les différents traitements institués ; l'œil gauche n'est pris que depuis quelques jours.

Très peu de temps après l'apparition des symptômes oculaires surviennent des modifications importantes du côté des genoux ; ce sont d'abord des douleurs au moment où l'enfant se redresse, puis peu à peu, et cela surtout depuis trois semaines, les souffrances augmentent, les jointures deviennent raides, se déforment et bientôt le petit malade ne peut plus marcher. C'est alors que l'enfant nous est envoyé.

L'enfant entre dans le service de M. le Professeur Grancher, le 14 janvier, apporté par son père. Lorsqu'il est debout, on voit qu'il porte le poids du corps sur la jambe gauche, tandis que la droite à demi fléchie, ne touche le sol que par la pointe du pied ; si on cherche à l'étendre, on provoque de la douleur. Il s'agit d'une position vicieuse qui ne disparaît pas par le décubitus dorsal. Quant on examine le petit malade étendu sur un lit et dévêtu, voilà ce qu'on constate : les deux genoux sont déformés, mais pas au même degré, le droit plus que le gauche ; ils sont le siège d'une augmentation de volume qui leur donne une apparence globuleuse et cet aspect accentué par l'atrophie musculaire rappelle absolument, pour le genou droit, la déformation caractéristique de la tumeur blanche tuberculeuse.

La palpation permet immédiatement de se rendre compte que l'aspect des jointures tient surtout à l'augmentation de volume des extrémités osseuses, surtout des condyles fémoraux et à un moindre degré des plateaux des tibias. Mais en outre, il y a de l'hydarthrose. Le choc rotulien est net des deux côtés, surtout à droite. De plus, de ce côté, le cul-de-sac sous-trécipital est manifestement empâté et la palpation en est douloureuse surtout en dehors. Les mouvements réveillent de la douleur principalement à droite ; l'extension complète de la jambe sur la cuisse est limitée par la contracture des fléchisseurs qui maintiennent d'une façon permanente le membre inférieur en demi-flexion.

Du côté gauche, au contraire, les mouvements ne sont pas douloureux.

En dehors de ces manifestations articulaires limitées aux genoux, l'attention est attirée chez le jeune malade par l'état des yeux. Ils sont le siège d'un larmoiement et d'une photophobie très marqués qui en rendent l'examen difficile; cependant nous arrivons à nous rendre compte que du côté droit, la cornée est le siège d'une infiltration diffuse avec injection vive des vaisseaux au niveau du limbe; que d'autre part notre malade ne distingue pour ainsi dire pas les objets avec cet œil et qu'il ne voit qu'un brouillard. Du côté gauche, il y a aussi opacité de la cornée, mais légère avec injection périkératique; la vision est peu modifiée. En somme, double kératite interstitielle, très prononcée à droite.

C'est là le diagnostic porté par M. Roche, médecin oculiste du service; ajoutons que l'examen à l'éclairage oblique a permis de constater l'absence de synéchies. La présence d'un stigmate aussi important de syphilis héréditaire chez notre petit malade nous imposait une recherche minutieuse des autres signes.

Du côté de la bouche, dents mal plantées, mais pas de véritables dents d'Hutchinson; d'ailleurs la seconde dentition n'est pas encore terminée. Il n'existe rien d'anormal du côté des oreilles, ni du nez, ni du squelette, les viscères sont sains, l'intelligence bien développée.

Le diagnostic porté est : double ostéo-arthropathie hérédo-syphilitique. Le traitement consiste en frictions mercurielles et iodure de potassium à l'intérieur.

Le membre droit est placé dans une gouttière ouatée et de l'emplâtre de Vigo appliqué au niveau du genou. Ce traitement a été continué pendant quinze jours, mais sans amener de modifications sensibles ni du côté des jointures, ni du côté des yeux.

Devant cet échec, nous songeons à employer une médication plus énergique et nous décidons de commencer une série d'injections intra-musculaires de bi-iodure de mercure obtenu en solution aqueuse par l'addition d'une petite quantité d'iodure de potassium.

Déjà au bout de quatre ou cinq de ces injections, les douleurs avaient disparu, les mouvements devenaient plus faciles du côté droit et l'hydarthrose diminuait pour disparaître presque complètement. Parallèlement, l'infiltration kératique se résorbait peu à peu, la vision si compromise de l'œil droit se rétablissait et le 27 mars 1903, après environ 35 injections de 4 milligrammes de bi-iodure d'hydrargyre, les douleurs ont disparu, les mouvements sont revenus, l'hydarthrose n'existe plus, l'hyperostose des épiphyses fémoro-tibiales persiste seulement.

15 février 1904. — L'enfant nous a été, sur notre demande, amené

par ses parents et nous avons pu constater que la guérison s'était maintenue tant du côté des articulations que du côté des yeux.

OBSERVATION XC

Syphilis héréditaire. — Double ostéo-arthropathie des genoux.

Observ. de Méry et E. Terrien.— Bulletin de la Société Médicale des Hôpitaux, 17 juin 1904.

L... Marguerite, 4 ans, entre salle Parrot, dans le service du Professeur Grancher le 18 avril, pour des manifestations articulaires du genou ayant entraîné l'impossibilité à peu près complète de se tenir debout.

Antécédents héréditaires. — Père âgé de 34 ans, bien portant.

Mère, 28 ans, a eu une fièvre puerpérale, une attaque de rhumatisme, une bronchite qui s'est prolongée, mais actuellement guérie et une tumeur blanche du poignet opérée et guérie. Pas de traces de syphilis.

Antécédents personnels. — L'enfant est née à terme, a été élevée au biberon et n'a marché qu'à 2 ans.

Les premiers troubles sont apparus en mars dernier. D'abord survint de la difficulté de la marche puis impossibilité absolue de la station debout. Même au lit, la petite malade se plaint des genoux, la nuit, il y a un peu de fièvre. Les genoux augmentant de volume et étant douloureux, on amène l'enfant à l'hôpital.

Etat actuel. — La douleur articulaire paraît vive ; non seulement la marche et la station debout sont très pénibles mais l'attitude même du membre est caractéristique, surtout du côté gauche la jambe est en demi-flexion sur la cuisse et l'extension complète est impossible, contracture de défense qui immobilise l'articulation.

Les 2 genoux sont globuleux, le gauche plus volumineux que le droit. Hydarthrose facile à constater. Choc rotulien des deux côtés. Un peu de gonflement osseux portant sur le plateau tibial. Du côté gauche, légère atrophie musculaire des muscles de la cuisse.

L'enfant paraît bien portant, mais il existe une kératite interstitielle double qui a débuté il y a plusieurs mois. Le diagnostic fut porté aux Quinze-Vingt et l'enfant traité par le sirop de Gibert.

Actuellement, le trouble de la cornée est facile à constater. Le diagnostic est confirmé par M. Roche. Il n'existe aucun autre (stigmate de syphilis héréditaire.

Traitement : D'abord traitement d'épreuve au salicylate de soude 2 gr. 50 par jour). Aucun soulagement. On donne alors le traitement spécifique sous forme d'injections sous-cutanées de bi-iodure de mercure.

Les deux premiers jours, on injecte deux milligrammes chaque fois, puis la dose est portée à 4 milligrammes.

Le 30 avril. — Amélioration évidente, douleurs atténuées ; les mouvements provoqués ne sont plus douloureux, il ne reste qu'un peu de défense musculaire.

L'enfant se lève et se tient sur ses jambes.

15 mai. — Mouvements faciles, un peu de défense dans la flexion forcée. Les genoux ont diminué de volume. La kératite s'est améliorée.

20 mai. — L'enfant sort guérie, à peine reste-t-il encore un peu d'hydarthrose.

Observation XCI

Syphilis héréditaire précoce. — Ostéo-arthropathie de la main gauche et des 2 pieds.

Observ. de Heubner.

Petite fille ayant présenté les premiers symptômes de syphilis héréditaire à l'âge de 2 mois. Tuméfaction générale des jointures de la main gauche et des 2 pieds, abcès au bras droit. Mort un mois plus tard.

Autopsie. — Epiphyses tuméfiées, abcès périarticulaires, multiples. — Epiphyse d'un des péronés détachée.

CHAPITRE II

Ostéo-arthropathies déformantes

C'est Méricamp, dans sa thèse (1882) qui a attiré le premier
l'attention sur la variété déformante des ostéo-arthropathies
de la S. H.

« Sur un malade du service de M. Fournier, écrit-il, manifestement atteint de syphilis héréditaire, nous avons rencontré
un certain nombre d'arthropathies présentant des caractères
spéciaux, arthropathies non encore décrites et pouvant être
rapprochées à ne tenir compte que des signes objectifs, des
arthropathies spinles ».

Ces arthropathies sont caractérisées par l'augmentation de
volume des épiphyses, l'absence d'épanchement et la limitation
des mouvements de l'articulation atteinte.

Ces arthropathies sont beaucoup plus rares que celles que
nous avons étudiées précédemment. Méricamp en cite deux cas
dans sa thèse, Kirmisson et Jacobson dans leur mémoire de
1897 n'en parlent que pour citer les deux observations de Méricamp. Les professeurs Fournier et Lannelongue l'étudient
plus longuement. Danjou ne les distingue pas des ostéo-arthropathies avec épanchement. Gangolphe ne pense pas que
ce type mérite une description spéciale, Métayer (1904) en
rapporte quelques cas.

Apparition. — Ces arthropathies sont le plus souvent des
manifestations de la S. H. tardive. Sauf une observation
sur 8, où l'enfant n'avait que 2 mois 1/2 (Lannelongue), les
sept autres avaient entre 7 et 28 ans.

Siège. — Le siège de prédilection de cette variété semble
être les coudes et les genoux, puis le poignet et les doigts ; sur
8 observations nous notons :

Coudes........ 6 fois
Genoux .... 3 »
Poignet........ 1 »
Doigt........... 1 »

Dans quelques-unes de nos observations, plusieurs articulations (coudes et genoux) étaient prises chez le même malade.

Symptômes. — L'évolution de l'arthropathie déformante est lente et chronique. Elle peut se diviser en deux périodes. Formation de l'hyperostose et troubles qui en résultent.

La formation de l'hyperostose est lente et dure de trois à cinq mois. Cette hyperostose est épiphysaire et entraîne la déformation de celle-ci. « Cette déformation, écrit le professeur Fournier, est d'autant plus frappante qu'elle est absolument irrégulière, étrange, bizarre, parfois même extraordinaire.

Ce n'est plus une hyperostose massive, qui dans son irrégularité morbide, conserve cependant une certaine régularité de configuration générale, mais bien une sorte de végétation ostéophytique de l'épiphyse, végétation qui bourgeonne à l'aventure, en donnant naissance à des saillies, des mamelons, des apophyses osseuses, dont la situation, le volume et la force sont susceptibles de toutes les bizarreries possibles. De là naturellement des anomalies d'aspect, des originalités et même des excentricités de configuration qui constituent les caractères dominants de cette variété ».

Donc ce qui caractérise cette déformation de l'extrémité osseuse c'est de ne pas être constituée par une augmentation de volume régulière, comme on l'observe dans l'ostéo-arthropathie hyperostosique simple, mais bien par une série de bourgeonnements capricieux de l'épiphyse. Le travail d'ostéite hyperostosante est généralement précédée de quelques douleurs vagues qui cessent lorsque l'extrémité osseuse a atteint son volume définitif.

Il est tout rationnel de penser que cette augmentation de

volume aussi capricieuse va retentir sur l'articulation dont
elle va gêner les mouvements « Ces ostéophytes, dit le professeur Fournier peuvent constituer des obstacles matériels à
l'exercice des mouvements. D'autre part, ils ne laissent pas
de réagir sur la synoviale, les cartilages, les ligaments et de
créer des lésions secondaires dont l'anatomie pathologique est
encore indéterminée ».

Ce sont ces lésions secondaires qui constituent la deuxième
période de l'évolution de ces arthropathies déformantes. Ces
lésions secondaires entraînent des troubles fonctionnels dont
les plus importants sont des craquements articulaires, des difficultés et des limitations de certains mouvements, des attitudes vicieuses, parfois même des ankyloses sous une attitude
normale ou anormale, enfin dans quelques cas on a observé
une atrophie musculaire localisée et un arrêt de croissance.

L'évolution de cette variété est longue. Le pronostic en est
assez sérieux en raison de l'importance fonctionnelle plus ou
moins marquée qu'elle laisse après elle. L'action du traitement
syphilitique est beaucoup moins manifeste dans ces cas que
pour les autres arthropathies syphilitiques soignées à temps
et énergiquement. Ces hyperostoses cessent de s'accroître, rétro-
cèdent même en partie, mais jamais complètement.

Anatomie pathologique. On est bien peu renseigné sur la manière dont se forme ces hyperostose, sur la raison qui fait
qu'elle se localisent aux épiphyses, on a pensé, peut être avec
raison, que la localisation dans la région diaphyso épiphysaire
était expliquée par l'activité nutritive particulièrement développée de cette région osseuse pendant la croissance, aucune
observation ne contient d'examen radiographique.

Diagnostic. — Si cette variété est rare, les affections avec
lesquelles on pourrait la confondre ne sont pas non plus très
nombreuses.

Il sera facile de ne pas confondre ces arthropathies avec les
hyperostoses ostéo-génétiques de la croissance. Elles ont aussi
comme siège de prédilection la région des épiphyses et se
montrent dans l'enfance, mais ces hyperostoses de croissance

ne s'accompagne pas souvent de douleur, et elles ne sont jamais assez volumineuses pour gêner les mouvements et produire l'ankylose en outre les stigmates de la S.H. pour généralement défaut.

Certaines hyperostoses du rachitisme pourraient encore faire hésiter, elles sont faciles aussi à distinguer il en est de même d'un col proéminent d'une fracture ancienne.

Restent deux affections plus rares : le rhumatisme chronique déformant et le rhumatisme tuberculeux.

Le rhumatisme tuberculeux déformant a été bien étudié par l'Ecole de Lyon (Poncet et ses élèves). Il se montre rarement avant l'âge de 20 ans, les douleurs sont plus vives quand les articulations sont prises, elles sont comme gonflées et distendues, les parties molles sont tuméfiées ce qui n'existe pas dans l'ostéo-arthropathie déformante. La palpation de ces articulations atteintes de rhumatisme tuberculeux donne la sensation d'une fausse fluctuation ou une crépitation analogue à celle que donnent les synovites à graines riziformes.

Le rhumatisme chronique déformant est une maladie d'un âge plus avancé. Son siège de prédilection est la main où il détermine la formation d'une griffe spéciale, enfin il se forme un épanchement, un épaississement de la synoviale pouvant donner lieu à la production de corps étrangers articulaires.

L'observation du Méry et Guillemot (1903) que nous reproduisons ici représente un de ces cas assez rares où l'hésitation est légitime entre le rhumatisme chronique déformant et l'ostéo-arthropathie déformante de la S.H. Ces deux auteurs ont présenté leur observation comme un cas d'origine probablement rhumatismale, mais il y a bien des chances pour que ce soit un cas d'ostéo-arthropathie déformante due à la S.H.

OBSERVATIONS

OBSERVATION XCII

**Ostéo-arthropathie déformante des doigts probablement rhumatismale ?
— Irido-choroïdite double.**

*Obs. de H. Méry et L. Guillemot. (Bull. de la Soc. méd. des
Hôp. 1903, p. 328).*

Fille âgée de 7 ans.

Antécédents héréditaires. — Père sain, sans trace de syphilis.
Mère en bonne santé n'ayant pas fait de fausses couches ni perdu
d'enfants en bas âge.

Antécédents personnels. — Fillette née à terme, élevée au biberon à la campagne. Symptômes précoces de rachitisme (?) accentué, en particulier scoliose apparue à l'âge de 2 ans.

Elle a eu ses dents du 12e au 15e mois seulement et n'a marché
qu'à 18 mois.

Le début des accidents actuels remonte à l'année dernière : c'est
la déformation des doigts qui est apparue la première, d'une façon
indolente. Un peu plus tard, mois d'août, on remarque que la
vue de la fillette baisse progressivement. Le père s'aperçoit de la
présence d'une petite tache blanche dans le champ pupillaire de
l'œil gauche et constate que l'enfant ne peut presque plus lire avec
cet œil. Un oculiste de Nevers, le Dr Valois, consulté à ce moment,
diagnostique une cataracte au début et conseille d'attendre le printemps pour opérer. Il ordonne comme traitement des purgatifs
légers et de la pilocarpine en instillations quotidiennes. Peu à peu
la tache s'étend et la vision s'affaiblit complètement du côté gauche. Jusqu'alors l'œil droit était indemne, lorsqu'en octobre l'enfant qui revenait de l'école, s'écrie tout à coup qu'elle n'y voit plus
clair. La cécité s'était brusquement complétée.

Le Dr Valois, de nouveau consulté, conseille alors le traitement
spécifique sous forme de frictions. Depuis ce moment, l'état de la
fillette ne s'est pas amélioré et les parents se sont décidés à venir
demander un conseil à Paris.

Etat actuel. — Notre petite malade a sept ans ; sa taille est au-
dessous de la normale. Stigmates de rachitisme (?) : chapelet cos-
tal, nouures radiales et scoliose.

Du côté des mains, voilà ce qu'on observe : l'index, le médius et l'annulaire des 2 côtés présentent la déformation dite en .radis, si caractéristique du rhumatisme noueux. Le gonflement commence au niveau des phalanges pour atteindre son maximum à la hauteur des articulations phalango-phalangiennes pour s'atténuer ensuite en laissant aux doigts un aspect fusiforme très net.

Les pouces ne sont pas atteints. Les petits doigts sans être gonflés, sont déformés en ce sens, qu'ils ont subi une incurvation à concavité interne, épousant la saillie correspondante des annulaires. La palpation des articulations déformées est absolument indolore. Les mouvements spontanés ne sont pas non plus douloureux : ils sont simplement limités.

Ces déformations articulaires ne portent que sur les doigts. Les autres jointures sont respectées, en particulier les genoux. Pourtant l'épiphyse radiale gauche est certainement augmentée de volume et cette hyperostose empiète sur la diaphyse ; il y a là plus qu'on ne voit habituellement dans le rachitisme.

Du côté des yeux, M. Roche constate à gauche une irite ancienne avec peu de synéchies. Sur la cristalloïde antérieure, on voit les traces de synéchies anciennes. De plus, la fillette a une cataracte ancienne, cristallin ambré, à la surface de la cristalloïde antérieure se trouve à la partie inférieure un petit vaisseau de formation nouvelle. L'ombre projetée de l'iris est absolument nulle. La projection lumineuse difficile à chercher semble cependant être mauvaise.

Du côté de l'œil droit, l'iris ne présente rien d'anormal. A l'éclairage oblique, ni synéchies, ni opacité du cristallin. Après atropinisation, on constate que le corps vitré est rempli de corps flottants, opaques, vestiges d'une hémorragie ancienne. Viscère très faible.

En résumé : cataracte et irido-choroïdite à gauche ; choroïdite avec hémorragie du vitré à droite.

Traitement : 13 injections intra-musculaires de 4 milligrammes chacune de bi-iodure de mercure. Ce traitement n'a produit aucune régression ni du côté des jointures, ni du côté des yeux. Peut être y a-t-il moins de synéchies à gauche.

OBSERVATION XCIII

Arthropathie déformante du coude droit chez un hérédo-syphilitique.
*Observ. XIII de la thèse Méricamp (1882) due à Dumênil
de Rouen. (Thèse Gressent, 1874).*

T..., âgé de 17 ans est de chétive apparence.

Sa mère est actuellement atteinte de lésions tertiaires graves, gommes multiples, nécrose de portions du frontal. Elle a eu à différentes reprises des gommes dans d'autres régions, des douleurs ostéocopes, une nécrose des os du nez. Elle fait remonter le début de sa maladie à la grossesse dont est résulté le garçon qui fait le sujet de cette observation.

Elle a élevé elle-même son enfant, ne l'a jamais quitté pendant sa première enfance et affirme qu'il n'a jamais rien eu pendant ce temps. Elle ne lui a connu qu'une éruption légère du cuir chevelu et une déformation du coude droit. dont elle s'est aperçue quelques jours après la naissance et qui persiste actuellement

L'avant-bras droit est dans la pronation et on n'arrive pas à le mettre dans une situation intermédiaire à la pronation et à la supination. L'avant-bras est amaigri.

Le coude offre à son côté externe et postérieur une saillie osseuse fortement accusée, située entre l'olécrâne et l'épicondyle, et atteignant par sa partie la plus élevée le sommet de l'olécrâne. La peau qui recouvre cette saillie est rouge. Le sommet de la saillie, aplati, suit les mouvements qu'on imprime au radius et se continue évidemment avec cet os. mais elle est déjetée en arrière de l'axe du radius et forme avec lui-même une courbe à concavité postérieure. Le bord externe de l'humérus, de son côté, se continue bien plus bas qu'à l'état normal et forme un prolongement qui dépasse de 3 centimètres environ une ligne qui irait de l'épithrochlée à l'épicondyle en passant par le sommet de l'olécrâne. Gêne dans les mouvements, pas de douleurs.

Il y a 3 ans, ce garçon a été atteint d'une maladie des yeux, qui l'a rendu aveugle, dit-il, pendant 3 mois. Cette affection guérit bien et les milieux de l'œil ne présentent aucune altération. Depuis deux ans et demi, il est atteint d'une exostose du tibia droit situé à la réunion du tiers supérieur au tiers moyen de l'os, ayant un diamètre de 5 centimètres et faisant une saillie de 3 centimètres au-dessus des parties saines de l'os ; n'en souffrant que très peu, il n'a point voulu jusqu'à présent se soumettre à aucun traitement.

Observation XCIV

Syphilis héréditaire à accidents précoces et tardifs. — Lésions muliples du pharynx, du voile du palais, de la lèvre iuférieure, des fosses nasales. — Lésions osseuses. — Arthropathies multiples avec arrêt d'accroissement du membre supérieur.

Observ. XI de la thèse de Méricamp, 1882. p. 81

D... Ernest, âgé de 28 ans, tailleur, entre le 26 mai 1882, à l'hôpital Saint-Louis, salle Saint-Louis, service de M. le professeur Fournier.

Point d'antécédents vénériens. Le malade a un état général excellent, mais il est porteur d'un certain nombre de lésions graves du squelette ou des parties molles, les unes très anciennes, les autres relativement récentes qui se sont succédées à d'assez courts intervalles.

Il entre à l'hôpital pour une affection déjà ancienne du tibia droit qu'un traumatisme récent a réchauffée ; mais le malade est surtout intéressant par des lésions anciennes, qui guéries, ont laissé des stigmates irréparables. Elles sont de celles que, dans une époque toute récente, on n'avait pas hésité à mettre sur le compte de la scrofule ; elles ont du reste été traitées comme telles, avec une persistance qui n'est pas un instant démentie, et beaucoup de chirurgiens n'hésiteraient pas encore à les rattacher à cette dernière diathèse.

Disons cependant que sur la foi de leurs seuls caractères objectifs, ces lésions ont été rattachées par M. le professeur Fournier, à la syphilis héréditaire, et l'enquête qui a été faite a démontré l'absolue justesse de cette opinion. Ces lésions sont multiples et profondes ; elles ont intéressé le squelette des fosses nasales, celui de la voûte palatine, le voile du palais et la paroi postérieure du pharynx, le tibia droit et diverses articulations ; actuellement le coude gauche, l'articulation scapulo-humérale droite et surtout le coude droit portent des traces de leur altération première.

La mère du malade, âgée, de 56 ans, est robuste, elle nie tout antécédent syphilitique. Elle n'a jamais eu d'alopécie, ni de céphalée, ni d'éruptions cutanées, mais cette femme a un léger nasonnement, et l'examen de la gorge révèle l'absence de la luette et d'une partie du voile du palais. Ces accidents pharyngés sont survenus en 1856, soit dix-huit mois après la naissance du malade de St-Louis. Ils ne peuvent être mis que sur le compte d'une syphilis ignorée.

Huit ans plus tard (1864), cette femme est atteinte d'aliénation mentale, et les troubles cérébraux, sur la nature desquels on n'a aucun renseignement, ont persisté huit années ; à l'heure qu'il est cette femme est des moins intelligente. Elle raconte cependant que son mari légitime était atteint d'une maladie contagieuse, mais dont la nature n'est pas trop précisée.

Notre malade n'est pas le fils de l'homme dont il porte le nom, et nous n'avons aucun renseignement sur son père ; ce que nous savons c'est que sa mère a eu un premier enfant mort-né à 8 mois et demi, et après notre malade deux ou trois enfants qui n'ont eu aucun accident.

Dès l'âge de 3 mois, en 1854, D... était atteint d'accidents cutanés. Il entre à l'hôpital de l'Enfant-Jésus, dans le service de Trousseau pour une éruption généralisée, là, il subit le traitement spécifique ; on lui administre entre autres choses des bains de sublimé.

En 1859 à l'âge de 5 ans « maladie des os et du bras » dit la mère les deux coudes et l'épaule droite sont pris, l'affection aurait débuté par le coude gauche ; la guérison aurait demandé 8 mois.

En 1861, abcès de la jambe et accidents oculaires graves qui ont un instant compromis la vue et dont il ne reste pas aujourd'hui de trace appréciable.

En 1864 (à l'âge de 10 ans) survient une affection grave du tibia droit, la jambe gonfle, du pus s'écoule ; des incisions libératrices sont faites et une ulcération se forme ; il est question d'amputation, cependant le malade est envoyé à Berck-sur-mer. Au bout de quatre ans, la cicatrisation est obtenue.

En 1839, à peine la jambe remise, de nouveaux accidents surviennent du côté des fosses nasales, de la voûte palatine, de la gorge de nouveau le malade repart pour Berck. Il avait 15 ans.

Un coryza grave survient, le nez se tuméfie ; un écoulement purulent abondant se fait par les narines ; de petites esquilles mélangées à du pus sont éliminées et le nez s'éboule.

La lèvre supérieure se prend au voisinage de la sous-cloison, et le diagnostic lupus est porté ; à ce moment la gorge et la voûte palatine sont envahies ; le malade ne donne sur sa gorge aucun renseignement précis, mais il est très au courant de la lésion palatine. Une tuméfaction marquée survint vers le sommet de l'ogive palatine, mais les incisives et les canine s s'ébranlr entpuis tombèrent. Une ouverture s'établit, qui fit communiquer la cavité buccale avec les fosses nasales, du pus s'écoula et un beau jour tomba un gros séquestre de 1 centimètre et demi de long, que le malade compare à un morceau de colonne vertébrale de poisson. Deux ans et demi furent nécessaires pour la réparation de ces dernières lésions.

Depuis ce moment aucun accident important n'est survenu. D... s'est marié à 22 ans, et il a un enfant de 4 ans qui jouit d'une bonne santé. Occupons-nous de l'état actuel.

Arthropathie. — Le membre supérieur droit est surtout remarquable.

1° par l'arthropathie du coude.

2° par son arrêt d'accroissement.

Le coude est considérablement déformé, et on pourrait penser à une luxation. Il forme en arrière une saillie considérable qui déborde notablement le plan postérieur du bras. Cette saillie est cuboïde. et surmontée d'une autre saillie plus petite et distincte de la première que l'on voit pendant la flexion de l'article. Cette saillie cuboïde est formée par la tête du radius, elle mesure 2 centimètres de large 1 centimètre et demi de hauteur. Cette tête radiale n'est pas luxée ; car s'il est facile d'apprécier l'interligne radio-huméral. il est impossible de sentir la capule radiale. L'olécrâne est à sa place avec ses caractères normaux.

L'extrémité inférieure de l'humérus est de son côté manifestement altérée ; il est facile de sentir l'épicondyle et l'épitrochlée, mais au-dessus de l'épitrochlée. sur le bord interne de l'humérus, est une saillie conoïde plus accentuée que l'épitrochlée, mais qui pourrait en imposer pour elle.

Un peu plus en dedans. au-dessus de la tête radiale et un peu au-dessus de l'interligne radio-huméral, est une autre saillie osseuse ; elle est moins conoïde que la première, plus large, plus étalée ; elle a 1 centimètre de diamètre.

L'articulation est indolente. Les mouvements de flexion sont faciles et aussi étendus que possible, mais lorsqu'on veut pratiquer l'extension, on est brusquement arrêté à environ 160°.

Le malade tient son membre dans la demi-flexion. et dans une position intermédiaire entre la pronation et la supination. Cette demi-pronation est constable, irrémédiable par suite d'ankylose.

Le membre supérieur droit est remarquable non seulement par l'arthropathie du coude (arthropathie caractérisée par des lésions ostéophytiques gênant les mouvements de l'articulation radio-humérale, respectant au contraire presque complètement l'articulation cubito-humérale) mais aussi par l'insuffisance de développement du membre supérieur tout entier. Sa gracilité contraste avec le volume de l'articulation du coude. Il est de 6 centimètres plus court que le membre supérieur du côté opposé. C'est surtout sur le bras qu'a porté l'arrêt, car il est sur ce total pour 4 centimètres et demi. L'avant-bras et la main pour 1 centimètre et demi seulement. L'humérus a un centimètre 1/2 de moins de circonférence que celui du côté opposé.

L'atrophie porte donc surtout sur l'humérus dans sa longeur et son épaisseur. La tête de l'humérus est elle-même atrophiée, atrophie d'où résulte une exagération de la dépression sous acromiale, qui pourrait au premier abord faire penser à une luxation.

Lorsqu'on fait mouvoir l'articulation de l'épaule, dont les mouvements sont libres, indolents, on détermine des craquements. La surface articulaire est donc altérée ; mais ici encore est une lésion ostéophytique Sur la face externe de la tête humérale est une saillie pyramidale qui soulève le deltoïde et le rend convexe, alors qu'en raison de l'atrophie humérale et de la dépression sous-acromiale consécutive, c'est un méplat qu'on devrait avoir.

La clavicule et l'omoplate sont normales. Le malade se sert volontiers de son membre, mais il est beaucoup moins vigoureux que le membre supérieur gauche.

Le coude gauche a été atteint également. Dans l'extension le membre supérieur, au lieu de faire un angle obtus ouvert en dehors, fait au contraire un angle obtus ouvert en dedans. On remarque en outre une augmentation de volume de la tête radiale du reste normalement placée.

OBSERVATION XCV

Syphilis héréditaire. — Ostéo-arthropathie déformante des coudes et des genoux.

Observ. de Julien publiée par le professeur Lannelongue.
(Bulletin médical n° 6, 20 mars 1887)

Le 18 février 1887, le jeune S. Auguste, âgé de 13 ans, se présente à l'hôpital Trousseau accompagné de sa mère, désireuse de le faire traiter d'accidents attribués jusqu'alors au rhumatisme.

Antécédents héréditaires. — Le père est mort à 37 ans d'un anévrisme de l'aorte ? La mère est bien portante. Elle est atteinte actuellement d'une glossite scléro-gommeuse attestant une vérole de date ancienne, mais encore en évolution.

Depuis 2 ans, elle prend du sirop de Gibert chaque fois que sa langue se tuméfie.

Antécédents personnels. A sa naissance, l'enfant n'avait aucune éruption. Rougeole et scarlatine vers 7 et 8 ans.

Aucun symptôme de syphilis jusqu'à 11 ans. A cette époque, douleur et gonflement des genoux qui le tiennent au lit pendant 6 mois et qui sont attribués au rhumatisme. Les douleurs s'apaisent, l'enfant remarche, mais la tuméfaction ne fait qu'augmenter.

Il y a trois mois, le coude droit fut pris, d'abord de douleurs vives et continues, puis les mouvements se limitèrent, l'extension complète devenant impossible, la flexion ne dépassant pas l'angle droit. Les muscles du bras s'atrophièrent et le mot d'ankylose ayant été prononcé, l'enfant fut amené à l'hôpital.

Etat actuel : Membre supérieur droit. — L'articulation du coude proprement dit n'offre pas la moindre trace de lésions : synoviale, capsule, ligaments présentent leur consistance et leur sensibilité normales. Il n'en est pas de même du squelette. L'ex-

trémité inférieure de l'humérus, surtout l'épicondyle dans sa portion articulaire, sont le siège d'une tuméfaction considérable. Au
lieu de cette crête que l'on sent normale du côté gauche, on ne
peut délimiter ici qu'une saillie mousse, épaisse d'un pouce de
diamètre, oblongue dans le sens du bord de l'os, ressemblant à
un col de consistance normale, lisse à sa surface et se continuant
dans des limites précises avec les parties voisines, un peu douloureuse seulement à la pression. Rien à l'épitrochlée. Le cubitus est
normal. La cupule du radius est intacte, mais tout le tiers supérieur de l'os donne la sensation d'une tuméfaction cylindroïde. Pas
le moindre retentissement de ces lésions périarticulaires sur la
cavité articulaire et sur les organes périphériques. Le ganglion
sus-épitrochléen est intact. Les mouvements qui sont encore possibles s'exécutent sans la moindre douleur. Les muscles du bras et
de l'avant-bras sont atrophiés.

Membre supérieur gauche. — Rien de particulier au squelette :
pas de gêne fonctionnelle, pas de déformation apparente, un peu
de maigreur de l'avant-bras et du bras, mais l'épaule est atteinte
au même degré et de la même façon que le coude droit et les deux
genoux. Le bord axillaire de l'omoplate est empâté, épais, et il est
facile de s'assurer que l'hyperostose se prolonge jusque dans la
fosse sous-scapulaire. De plus, la pression détermine une très légère douleur.

Membre inférieur droit. — Fémur normal. Sur le tibia légère
hyperostose de l'épiphyse supérieure plus accentuée au niveau de
la tubérosité interne ; la diaphyse légèrement bombée et le siège
d'inégalités mamillaires.

Membre inférieur gauche. — En palpant le fémur on sent un
épaississement fusiforme de tout le tiers inférieur de l'os, une
sorte boursouflure circulaire à surface chagrinée à laquelle adhère
la masse musculaire. A ce niveau la pression détermine de la douleur. Le tibia est très modifié dans sa forme par les lésions dont
il est porteur, son épiphyse supérieure est complètement trans-
formée par l'hyperostose : c'est un gonflement général, quoique
prédominant du côté interne arrondissant les angles, soulevant les
faces, empâtant toute saillie naturelle, rendant cette extrémité
massive et informe, d'aspect cagneux, absolument méconnaissable. La diaphyse est moins atteinte ; le processus semble s'étein-
dre en l'atteignant.

Malgré les lésions de l'épiphyse, l'articulation du genou est absolument respectée, tous les mouvements sont faciles ; il n'y a pas
d'hydarthrose, pas de craquements.

Le crâne est très asymétrique ; saillies exagérées de la bosse occipitale inférieure droite, de la bosse occipitale supérieure gauche,
de la bosse pariétale droite, de la bosse frontale droite.

Les maxillaires sont aussi remarquables par leur asymétrie
qui donne à la face un aspect d'irrégularité tout particulier.

La ligne, qui sépare en bas les deux groupes d'incisives et qui
répond à la partie moyenne du maxillaire inférieur, coupe le maxillaire supérieur au milieu de la première incisive gauche, laquelle
est très large. D'où un écartement de 4 millimètres environ entre
la situation des 2 plans verticaux médians des maxillaires supérieur et inférieur.

Les dents sont irrégulièrement implantées, les incisives crénelées
sur leur bord libre, les molaires en parties cariées. Rien aux yeux,
nez et oreilles.

Le 19 février. — Le malade est soumis au traitement spécifique
par l'iodure de potassium et les injections de calomel suivant la
méthode de Scarenzio, et en moins de 8 jours, la détente s'est produite. Les hyperostoses ont diminué, les mouvements du coude
ont récupéré presque leur entière amplitude et la modification a
été telle que l'examen du malade, quinze jours après ne donnait
qu'une idée imparfaite de ce qu'il était à son entrée à l'hôpital.

Observation XCVI

Syphilis héréditaire. — Lésions multiples. — Ostéo-arthropathies déformantes.

Obs. du Professeur Lannelongue (Bulletin médical n° 6,
20 mars 1887).

Le 25 février 1887. — Lucien Marius P..., âgé de 8 ans 1/2, se
présente accompagné par sa mère à la consultation externe de
l'hôpital Trousseau. Les renseignements suivants sont fournis par
la mère.

Antécédents héréditaires. — Quatre enfants du même père :
1° Une fille morte à 5 semaines « mal à la bouche ».
2° Une fille morte à 2 ans.
3° Un garçon (le petit malade), né en 1878.
4° Un garçon mort du croup.

La mère dit que le père est tombé malade entre le 2e et le 3e en-
fant. Il avait de grandes plaques sur le corps ; entré à l'hôpital
St-Louis, il y fut soigné pour la syphilis. Il est mort plus tard à la
Pitié, âgé de 34 ans, de phtisie pulmonaire.

La mère affirme être restée indemne de syphilis et n'avait

jamais eu ni maux de gorge, ni éruption d'aucune espèce, ni taches, ni cicatrices sur le corps. (Loi de Colles).

L'enfant venu à terme, ne présentait rien d'anormal à sa naissance. Il a été nourri au sein maternel jusqu'à trente mois ; gourmes à récidives fréquentes ; à deux ans « boutons » dans le fond de la bouche. Actuellement la luette fait complètement défaut.

Le bras droit a été le premier atteint ; vers 3 ans, il a commencé à augmenter de volume ; à 5 ans 1/2 on fit l'opération à l'hôpital.

En juillet 1884, fracture de cuisse ; admis à l'hôpital, l'enfant après guérison a été envoyé 2 ans en convalescence à Forges. En août 1886, il rentre chez sa mère avec du mal à la face ; au mois de novembre, il est ramené à la consultation externe de l'hôpital Trousseau, et à ce moment on constate dans la région cervico-maxillaire droite, quatre plaies superficielles, arrondies, de 1 cm. d'étendue, séparées les unes des autres par un tissu cicatriciel qui les entoure et s'étend jusque près de l'oreille. Les dimensions de ce placart sont 12 cm. de droite à gauche, 7 cm. de haut en bas.

En outre à la partie inférieure de l'avant-bras existait une fistule par l'orifice de laquelle on a retiré 2 parcelles d'os.

En février 1887, la malade rentre de nouveau à l'hôpital et on prend note de l'état actuel suivant :

Membre inférieur gauche. Rien à la partie supérieure du fémur, l'articulation coxo-fémorale se prête à tous les mouvements. Ce qui attire d'abord l'attention, c'est une forte hypertrophie des condyles fémoraux, puis sur la tubérosité et les condyles latéraux du tibia, on sent une épaisse saillie qui donne à toute l'épiphyse une forme inusitée et un volume tellement considérable qu'entre toutes ces proéminences, la rotule s'enferme et disparaît. A l'union du 1/3 supérieur et du 1/3 moyen existe une tuméfaction occupant la face interne et la crête tibiale ; c'est une hyperostose étalée sur une étendue de 5 centimètres, qui se continue en mourant avec des faces bossuées et dont le centre examiné, recouvert d'un tégument violet-rouge manifestement enflammé offre l'exemple d'un ramollissement gommeux à la veille de s'ouvrir.

Par la palpation, on reconnaît en ce point une petite excavation sensiblement ovalaire, fusiforme, une sorte de cratère entouré d'un bord saillant, mousse, irrégulier et dont le fond est occupé par un contenu franchement fluctuant.

Malgré son volume énorme, l'articulation du genou est absolument intacte, tous les mouvements s'exécutent facilement et sans douleur.

Membre inférieur droit. — Le fémur est un peu moins atteint ; la saillie du condyle interne est moins prononcée qu'à gauche. Le tibia porte sur son épiphyse et sa partie moyenne une série de déformations remarquablement symétriques à celles du côté opposé, mais plus accentuées. En outre, à partir de la tubérosité antérieure en descendant, on constate à la vue et surtout au toucher, une série de sailies mousses séparées par des dépressions ; latéralement, on peut suivre ces mousses de la crête comme si elles formaient des anneaux transversaux échelonnés sur l'os ; ces saillies ont une longueur moyenne de 2 cent. et l'intervalle qui les sépare mesure 1 cent.

Un peu au-dessus de la partie moyenne de la face interne, existe comme sur le tibia gauche, une tuméfaction fluctuante gommeuse. A l'extrémité inférieure la malléole tibiale est bombée. couverte d'inégalités mamillaires saillantes. le bord inférieur est épais, arrondi, inégal ; le bord antérieur de l'épiphyse est plus saillant et sa largeur est augmentée d'au moins un tiers. Intégrité absolue des articulations au voisinage des plus importantes lésions épiphysaires.

Membre supérieur droit. — Muscles du bras atrophiés à la partie moyenne, à la face antéro-externe, cicatrice verticale, lisse, rosée au centre, blanche à la periphérie à contours sinueux. Elle adhère par sa partie inférieure à l'épicondyle qu'elle atteint. L'épicondyle forme une saillie très acuminée. se détachant brusquement de l'humérus et dominant le radius dont elle gêne les mouvements.

Le cubitus volumineux dans son tiers supérieur présente audessous de l'olécrane des bosselures et des inégalités ; sa partie inférieure, surtout au niveau de la tête, est hyperostosée dans son ensemble ; à 2 cent. en avant de cette extrémité. existe une dépression de l'os, tapissée par une cicatrice adhérente à l'os même Ce sont les traces de l'ancienne fistule reconnue en novembte 1886.

La main, en novembre 1886, se présentait avec les caractères suivants : face dorsale saillante, mais pas de fluctuation profonde : sur la peau postéro-interne du deuxième métacarpien qui semble évasé, existe une plaie fistuleuse, cicatrisée sur ses bords qui sont en entonnoir. A la date du 25 février, on constate au niveau de la partie moyenne de ce même métacarpien une dépression tapissée par une cicatrice adhérente ; cette cavité intra-osseuse dans laquelle on logerait un petit pois fait ressortir davantage le gonflement accentué de l'extrémité inférieure du deuxième métacarpien.

Membre supérieur gauche. — Coude volumineux. L'humérus

à la partie moyenne de sa face postérieure présente une grosseur arrondie, douloureuse à la pression. Le radius dans son tiers inférieur est volumineux.

La main gauche présente des lésions comparables à celles de la main droite. En novembre 1886, on constatait sur la face dorsale une tumeur grosse, fluctuante avec empâtement périphérique, c'était un abcès profond. Actuellement, sur la face postérieure du 2ᵉ métacarpien qui paraît évidé, il existe une cavité infundibuliforme mesurant 1 centim. de largeur, 1/2 centim. de profondeur, tapissée par un tissu cicatriciel adhérent à l'os ; c'est la trace de la gomme osseuse mentionnée plus haut qui s'est ramollie, abcédée et vidée.

Dans la région cervico-maxillaire droite il existe une cicatrice grande comme la paume de la main. Le contour est sinueux, formé par des demi-cercles se touchant les uns les autres. A son niveau la pigmentation de la peau tranche par sa coloration cuivrée avec la pâleur blanchâtre de la cicatrice.

Yeux. — Vers l'âge de 4 à 5 ans est survenue la kératite parenchymateuse dont on constate aujourd'hui les traces. Opacité de la cornée plus marquée à gauche.

Nez. — Etant tout jeune, l'enfant mouchait en abondance une sécrétion jaune-verdâtre, fétide ; depuis quelques temps, il saigne souvent du nez. La racine du nez est déprimée, aplatie, ce qui indique une disparition partielle des os propres du nez.

Lésions dentaires.— Au maxillaire supérieur, canines petites ; à droite, deux incisives à direction vicieuse ; à gauche, pas d'incisives, mais sur la face antérieure de la gencive, on voit deux incisives plus grandes que les autres ; l'une est encore recouverte par la muqueuse gingivale et on l'aperçoit par transparence. Toutes les deux sont dentelées, crénelées.

Au maxillaire inférieur, incisives médianes, dentelées et crénelées.

La voûte palatine n'est pas perforée, mais la luette manque. A sa place existe une cicatrice blanchâtre lisse qui s'étend jusqu'au pilier postérieur gauche et a provoqué son adhérence avec la paroi postérieure du pharynx.

Le foie, volumineux, descend à 3 travers de doigt au-dessus du rebord des fausses côtes.

Observation XCVII

Syphilis héréditaire. — Ostéo-arthropathie déformante des coudes.

Observ. V de G. Danjou (thèse, 1887, p. 25)

Le 20 avril 1887, est apportée par sa mère à la consultation de M. le professeur Lannelongue, à Trousseau, Marthe B..., âgée de deux mois et demi.

Le diagnostic de syphilis s'imposant par l'aspect caractéristique des lésions cutanées, voyons les antécédents de cette enfant :

Antécédents héréditaires. — La mère qui ne porte aucune trace de syphilis a eu deux filles de pères différents : une première, actuellement âgée de deux ans et demi, née de père non syphilitique se porte bien et ne présente aucune trace de syphilis. La grossesse a été normale, les couches ont été faciles, présentation du sommet. La 2e enfant qui fait le sujet de cette observation a été engendrée par un père syphilitique.

L'accident primitif du père, un chancre induré sur la verge, s'est montré en janvier 1886 ; la guérison du chancre s'est opérée assez rapidement malgré l'absence de tout traitement. Peu après, roséole avec éruption de plaques muqueuses. En mai 1887. nous voyons le père, il présente une induration notable au niveau du point d'inoculation avec légère ulcération, une épididymite double. des syphilides papulo-hypertrophiques, des restes de la roséole ancienne. Le malade se plaint de céphalée frontale sus-orbitaire à exacerbation nocturne. Sur notre conseil, cet homme va à Saint-Louis consulter M. Besnier qui le soumet au traitement approprié.

Le début de la seconde grossesse remonte au mois d'avril 1886. La mère, malgré ses rapports continuels avec le père de son second enfant, et l'allaitement personnel de ce dernier, n'a jamais présenté aucun accident syphilitique au moins apparent. (Loi de Colles). Cette grossesse a été très pénible. Amaigrissement, vomissements très fréquents ayant persisté 3 mois. Accouchement très douloureux. Présentation du siège. L'enfant est venue au monde en état d'asphyxie apparente,

A sa naissance, aucune éruption cutanée. On la vaccine le 3 février. à Tenon. Dans les premiers jours de mars, éruption de taches et boutons, qui se généralise. Aujourd'hui c'est une roséole caractéristique, syphilides papuleuses et papulo-squameuses sur les membres inférieurs à la face plantaire des 2 côtés. Dans la région génito-anale, les syphilides sont papulo-érosives ; à la face elles sont papuleuses et localisées à la partie moyenne du front où la lèvre supérieure à l'entrée des narines. Pas de coryza, syphilides papuleuses à la face palmaire des mains.

Le squelette des bras offre des lésions remarquables. En palpant l'humérus gauche de haut en bas, on sent que la surface diaphysaire est irrégulière, chagrinée et qu'au niveau de son tiers inférieur et dans sa portion externe existe un cylindre de dureté franchement osseuse, formant relief et qui se prolonge jusqu'à l'extrémité inférieure de l'os. L'épiphyse humérale est aussi anormalement développée, mais dans tous ses diamètres le condyle, la trochlée, l'épitrochlée sont saillants, volumineux et contribuent par leur développement exagéré à la déformation de la région du coude.

Une observation attentive permet de s'assurer de l'intégrité absolue des tissus intra et péri-articulaires. Les mouvements volontaires et communiqués s'exécutent dans toute leur étendue physiologique, mais ils provoquent certainement de la douleur, car l'enfant pleure et se plaint toutes les fois qu'on touche à ses bras et qu'on fait fonctionner l'articulation.

Le bras droit est porteur de lésions semblables et symétriquement placées, mais moins accentuées. Il existe des ganglions volumineux dans les aisselles, les aines, les régions cervicale postérieure, pré et post-auriculaire.

22 avril. — M. le Dr Julien fait à la région fessière droite une injection intra-musculaire de Calomel (1 centigr. 1/4).

3 mai. — Il s'est formé un abcès au point de l'injection. Les plaques muqueuses cutanées paraissent avoir un peu diminué, les mouvements des bras sont moins douloureux ; l'exosto-périostose des bras a sensiblement rétrocédé.

6 mai. — Nouvelle injection de Calomel (1 centigr. 1/4) dans la région fessière gauche.

La mère n'a plus ramené son enfant.

TRAITEMENT

Nous devons envisager maintenant le traitement des manifestations articulaires syphilitiques. Le traitement a-t-il pour ces accidents articulaires la même efficacité que pour les autres manifestations syphilitiques? Il suffit de lire les observations que nous avons rapportées, et nous aurions pu en mettre un plus grand nombre, pour avoir la conviction que le traitement antisyphilitique agit contre les manifestations articulaires aussi complètement que pour les autres accidents de cette affection.

Le point important ici, ce n'est pas tant d'instituer le traitement que de faire le diagnostic de la nature syphilitique de ces arthropathies. Si l'on ne songe pas à la syphilis, si l'on n'arrive pas à la dépister, ce qui est quelquefois difficile, on passe à côté du succès en n'instituant pas immédiatement le traitement approprié. Si le vieil adage « naturam morborum cutiones ostendunt » est vrai pour quelques maladies, c'est bien pour la syphilis. Il est peu d'affections contre lesquelles nous soyons aussi bien armés. Malheureusement on ne pense pas à ce diagnostic, ou si l'on y pense, on l'abandonne souvent trop vite, parce que les malades, de bonne foi du reste, assurent qu'ils n'ont jamais eu d'accidents.

Après leur avoir demandé timidement « avez-vous eu la syphilis ? » Après avoir reçu une réponse négative, le médecin ne pousse pas plus loin ses investigations, et il dirige son diagnostic d'un autre côté. C'est ainsi que trop souvent le médecin passe à côté du vrai diagnostic, ce qui est ennuyeux pour son amour-propre, mais ce qui est surtout préjudiciable au malade. Pendant que ce dernier est soumis à des traitements

variés, qui restent sans action parce qu'ils ne s'adressent pas
à la véritable cause du mal, l'affection syphilitique gagne du
terrain, des lésions s'établissent qui surtout dans la syphilis
tertiaire laisseront des traces indélébiles que le traitement spécifique, lorsqu'il sera enfin institué, arrêtera, mais ne réparera
pas.

C'est ainsi que certaines arthropathies arrivent à l'ankylose,
aux déformations qui rendront pour le reste de l'existence
un membre plus ou moins impotent. Et dans la syphilis héréditaire ! Nous le répétons ici à dessein, que d'enfants restent
infirmes, chez lesquels on a diagnostiqué et traité comme
telles une coxalgie, une tumeur blanche tuberculeuse, alors
qu'il ne s'agissait en réalité que d'une arthropathie au cours
d'une S. H. restée inconnue. Les lésions guérissent avec une
ankylose plus ou moins complète de la hanche ou du genou,
et l'on se félicite de l'heureuse issue d'une tuberculose qui ne
se généralise pas, qui reste guérie avec d'autant plus de facilité qu'elle n'existait pas. Et ces cas sont encore les moins
malheureux, mais que penser de ceux où le chirurgien inter-
vient par une résection ou une amputation ? « Se tromper
est parfois sans conséquence, dit Morestin à propos du diagnostic des arthropathies syphilitiques, soupçonnez la syphilis
et donnez le bon traitement, en quelques jours le malade
sera guéri ; passez à côté et le mal durera, s'aggravant sans
cesse, en dépit des moyens mis en œuvre. J'ai vu des malades dont on avait ainsi gaspillé le temps et perdu le travail
pendant des mois, cependant qu'on laissait les lésions s'in-
vétérer, se compliquer et devenir même incurables sans opération ».

C'est pourquoi, comme le disait Méricamp, comme l'ont
répété Kirmisson et Jacobson « le jour où les chirurgiens
tourneront sérieusement leur attention vers les accidents tardifs de la syphilis héréditaire, ils arriveront à guérir à peu
de frais nombre de manifestations articulaires contre lesquelles
tout l'arsenal chirurgical eût échoué ».

La syphilis articulaire intéresse à un même titre le médecin

et le chirurgien, si les accidents articulaires de la période
secondaire regardent plutôt le médecin, ceux de la période
tertiaire, comme ceux de la S. H. regardent surtout le chirurgien.

Nous envisagerons donc successivement le traitement médical et le traitement chirurgical.

Traitement médical. — Nous venons de le dire, c'est surtout
pour les accidents de la période secondaire que le médecin
sera appelé à donner les soins. Cependant comme toutes les
manifestations sont justiciables du traitement antisyphilitique,
il est nécessaire que nous nous en occupions en premier lieu.
Ce traitement médical sera local et général. Il est inutile de
faire remarquer combien leur importance est inégale, on peut
dire que le traitement général est tout, puisqu'il s'attaque directement à la syphilis, et que le traitement local n'est à peu
près rien.

A. Traitement local. — Il varie suivant la variété d'arthropathie.

Dans les arthralgies du début, on prescrira avec quelques
succès les analgésiques (cocaïne, morphine, stovaïne, chlorure
d'étyle, gaïacol, baume tranquille) sous forme de pommades,
liniments, pulvérisations ou stypage.

Dans les synovites subaiguës et les hydarthroses, on pourra
encore employer les analgésiques. En outre, on pourra avec
avantage faire des applications de teinture d'iode sur la jointure malade. L'enveloppement ouaté, la compression à l'aide
d'une bande de flanelle ou d'une bande élastique agira en partie pour diminuer l'épanchement. Les auteurs allemands pré-
conisent aussi dans ces cas, les massages, les mouvements
provoqués et les bains sulfureux dont ils semblent avoir retiré
bénéfice.

Dans les arthropathies tertiaires, deux cas se présentent,
selon qu'il existe ou non des trajets gommeux périarticulaires
s'étant ouverts à la peau.

Quand la peau est intacte, il faut recourir à l'enveloppement, à la compression de la jointure, à la mobilisation et au

massage. Ces jointures malades ne doivent pas être immobilisées, au contraire, il faut les faire travailler.

Quand la peau de la région articulaire est le siège d'orifices fistuleux, il faut les panser aseptiquement, mettre des pansements humides d'eau bouillie ou si l'on veut avec la solution faible de sublimé. Il faut protéger ces orifices fistuleux contre les infections secondaires qui peuvent gagner l'articulation et y produire une arthrite suppurée. Dans les arthropathies de la syphilis héréditaire, la conduite à tenir est la même. Nous répétons encore que les jointures malades ne doivent pas être immobilisées, contrairement à ce qu'on fait dans les arthropathies de la tuberculose.

B. Traitement général. — Le traitement général qui est de beaucoup le plus efficace ne devra jamais être retardé. Nous dirons plus, dans les cas où le doute est permis sur la nature des lésions articulaires, il ne faut pas s'abstenir. « Dans le doute, ne t'abstiens pas », comme répète toujours le professeur Gaucher. Il faut instituer le traitement, et l'on verra bien souvent le traitement en guérissant les lésions, venir affirmer leur nature syphilitique. Donc, en présence d'une arthropathie quelque soit la variété à laquelle elle appartienne, quelque soit l'âge auquel elle se montre, si l'on a la moindre raison pour suspecter l'origine syphilitique, il faut sans plus attendre mettre le malade au traitement antisyphilitique. Le traitement antisyphilitique comprend le mercure et l'iodure de potassium. A quelle forme de traitement mercuriel s'adresser de préférence ? Les frictions mercurielles ne sont plus guère employées actuellement au moins en France, elles ont de multiples inconvénients. Leur emploi n'est pas propre, il est impossible de savoir exactement la quantité qui est absorbée. cette absorption se faisant d'une façon tout à fait inégale suivant les individus ou les lésions frottées; ces frictions sont en outre dénonciatrices et pour cette raison ne sont pas acceptées par tous les malades. Les deux méthodes actuellement les plus employées sont les pilules ou les solutions qui s'administrent par la voie buccale, et les injections par la voie hypodermique ; nous devons ici envisager séparément le traitement mercuriel chez l'adulte et chez l'enfant.

a) Chez l'adulte. — On prescrira les pilules et de préférence les injections mercurielles. Les pilules employées sont ou les pilules de Ricord au proto-iodure de mercure de 5 centigrammes chaque ou les pilules de Dupuytren au bichlorure de mercure de 1 centigramme chaque. On fera prendre une ou deux de ces pilules par jour.

Si l'on veut agir plus rapidement et aussi plus énergiquement on aura recours aux injections mercurielles. Ces injections seront toujours faites profondément intra-musculaires. Nous n'avons pas l'intention d'énumérer ici toute la série de sels mercuriels injectables, nous nous contenterons de donner deux formules qui ont fait leur preuve et avec lesquelles, on obtient le plus souvent de fort bons résultats. Nous préconiserons donc comme sel soluble le benzoate de mercure, selon la formule du professeur Gaucher, et comme sel insoluble l'huile grise selon la formule de Lafay.

Benzoate de mercure (formule du professeur Gaucher).

    Benzoate de mercure.................... 1 gramme
    Chlorure de sodium cliniquement pur. 0   »   75 c.
    Eau stérilisée.......................100   »

Chaque centimètre cube contient un centigramme de benzoate qui répond à 45 dix milligrammes de mercure métallique.

On fera tous les jours ou tous les deux jours une injection de un ou de deux centigrammes suivant l'intensité du cas et la façon dont ces injections seront supportées.

    Huile grise (formule de Lafay).
    Mercure purifié.. .... 40 grammes
    Lanoline anhydre stérilisée...... 12   »
    Vaseline blanche stérilisée.............. 13   »
    Huile de vaseline médicinale stérilisée.... 35   »

Trois divisions de la seringue de Fournier répondent environ à 7 centigrammes de mercure. On fera une injection de 3 divisions tous les 8 jours, par séries de 5 injections suivies de 15 jours de repos.

Pour de plus amples renseignements, consulter soit le rapport de notre maître Balzer au congrès de Berlin 1904 sur les injections mercurielles, soit la thèse de Lévy Bing sur les sels mercuriels (1902).

Il ne faudra pas oublier de visiter la dentition et de recommander le nettoyage quotidien.

b) Chez l'enfant, on emploie encore quelquefois les frictions mercurielles avec gros comme une noisette d'onguent napolitain.

Le plus souvent on fait usage de la liqueur de Van Swieten qu'on prescrit par cuillerée à café dans un peu de lait.

Enfin dans la majorité des cas surtout dans les ostéo-arthropathies tertiaires on joint l'iodure de potassium au mercure. C'est surtout en effet contre les productions gommeuses que se montre l'action de ce médicament qui fort employé autrefois, tend à perdre peu à peu de son crédit dans le traitement de la syphilis. On le prescrit à la dose de 1 à 5 grammes par jour.

2° *Traitement chirurgical.* — Le traitement chirurgical des arthropathies syphilitiques comprend :

    a) La ponction.
    b) L'arthrotomie.
    c) La résection.
    d) L'amputation.

Ces différentes interventions sont peu pratiquées en France. En Allemagne, où les chirurgiens se sont beaucoup occupés de la syphilis articulaire, on en trouve d'assez nombreuses observations.

a) La ponction s'adresse aux arthropathies avec épanchement, soit l'hydarthrose chronique de la période secondaire, soit l'ostéo-arthropathie tertiaire ou héréditaire. Elle ne présente pas de particularités. On ponctionne l'articulation avec un trocart fin et l'on fait ensuite la compression de la jointure.

b) L'arthrotomie est déjà une intervention plus sérieuse, elle semble réservée aux arthropathies qui secondairement soit par ouverture d'une gomme dans la synoviale. soit par infection secondaire venue de l'extérieur, sont devenues suppurées. On ouvre largement l'article, on lave, on curette au besoin les régions malades et on referme l'articulation. Il est utile alors d'immobiliser la jointure dans un appareil plâtré, et l'on prescrit le massage lorsque le plâtre est enlevé. (Observation LXXIII).

c) *La résection* a été pratiquée un assez grand nombre de fois en Allemagne. Middeldorpf, Guterbock, Giebe, Hueter, Lücke, Schede. Tillmann, Bardeleben en rapportent des cas. C'est surtout dans les cas où le diagnostic n'ayant pas été fait ou ayant été porté trop tardivement, l'arthropathie s'est compliquée d'ankylose que la résection est à faire. « Il y a des cas, dit Middeldorpf, où tous les traitements antisyphilitiques ne donnent rien et où le seul moyen de rendre au malade la vie et un membre dont il puisse se servir est d'avoir recours à la résection partielle ou totale ».

Voici quelques observations avec leur résultat :

Giebe. — Homme de 36 ans, destruction syphilitique des surfaces articulaires du coude, nécrose du cubitus avec séquestre. Résection. Résultat satisfaisant au point de vue fonctionnel. Raccourcissement de 6 centimètres 1/2.

Giebe. — Enfant de 3 ans. Syphilis héréditaire. Howship fit la résection totale. Guérison un an et demi après avec ankylose.

Giebe. — Enfant qui fut réséqué pour une arthrite probablement syphilitique, et qui mourut de syphilis cérébrale.

Merten. — Résection pour pyarthrose. Guérison.

Hueter. — Résection chez enfant de un an 3/4. Guérison avec ankylose.

Lücke. — Réséqua la tête radiale chez un enfant de 5 ans atteint d'arthropathie syphilitique héréditaire. Insuccès.

Schede. — Chez un homme de 60 ans, pour une destruction gommeuse de l'articulation réséqua le condyle externe du fémur et la rotule. Prompte guérison. Résultat fonctionnel bon.

Tillmann. — Homme de 35 ans, syphilitique depuis 3 ans. Arthropathie du coude. Résection partielle de l'olécrâne insuffisante. Résection totale dans la suite. Guérison et résultat fonctionnel bon,

Bardeleben. — Cite le cas d'un homme de 33 ans, syphilitique qui eut une fracture compliquée de l'olécrâne, avec carie et accidents inflammatoires très graves. Résection, guérison lente. Le malade mourut 5 mois après, et à l'autopsie on trouva des lésions d'ostéomyélite syphilitique.

« Si les résections, dit Middeldorpf, chez les individus non syphilitiques, ne comportent pas un pronostic sérieux, celui-ci est au contraire assez sombre quand il s'agit d'enfants hérédo-syphilitiques ou de malades atteints de cachexie syphilitique ».

Nous ajoutons à ces observations étrangères, l'observation fort intéressante et fort instructive qu'a bien voulu nous communiquer notre maître le Dr Tuffier.

OBSERVATION

Ostéo-arthropathie syphilitique du coude. — Résection. Traitement mercuriel. — Guérison.

Observation due à l'obligeance de notre maître M. le Dr Tuffier (Communication écrite, 1905).

Je suis appelé le 8 septembre 1892 par M. le Dr Guyot, médecin de l'hôpital Beaujon auprès de Madame S. présentant à la face antérieure du coude une tuméfaction datant déjà de 3 mois, tuméfaction arrondie, franchement fluctuante, présentant tous les signes d'un abcès froid avec cette particularité cependant que les mouvements du coude ne sont que très partiellement gênés, surtout dans l'extension.

Cette femme est extrêmement maigre : elle a présenté sept ans auparavant une pleurésie gauche. Son mari est mort d'un accident de cathétérisme de l'œsophage 3 mois avant. Elle a 3 enfants, dont deux sont mariés et dont l'aîné présente une insuffisance aortique diagnostiquée « insuffisance par rupture valvulaire sous l'influence d'un effort » (Peter).

J'ouvre cet abcès, il contient une matière grumeleuse et le grattage me conduit jusqu'à la face antérieure du coude où je ne trouve pas d'os dénudé. Je touche sa surface à la teinture d'iode ; pansement simple. En six semaines la cicatrisation est parfaite.

Un an après, je suis appelé pour un nouvel abcès siégeant au niveau de l'épicondyle. L'abcès est ouvert, gratté, ainsi que la petite lésion osseuse qui en avait été le point de départ même de guérison,

Le 25 novembre 1885, toute la région du coude devient tuméfiée, violacée, avec empâtement de la région épitrochléenne, une volumineuse saillie au niveau de l'olécrâne, et cela sans une importance absolue du membre.

Les anomalies dans la marche de la maladie et surtout l'apparition d'une saillie à la tête du tibia et d'une autre au niveau du maxillaire, nous font penser à une lésion spécifique. La malade déjà soumise à plusieurs reprises à un traitement qu'elle n'avait pu supporter est vue avec nous successivement par MM. Fournier Pozzi, Guyot et Achard.

Le diagnostic de spécificité s'impose et malgré un traitement intensif, les lésions du coude ne sont en aucune façon améliorées. Les abcès s'ouvrent, laissent couler un liquide grisâtre et le diagnostic de M. Fournier est : ostéo-arthrite du coude contre lequel le traitement médical restera toujours insuffisant et que même une intervention chirurgicale serait incapable de guérir.

Le 14 mai 1896, en présence de MM. Guyot et Pozzi, et sur l'avis formel de tous les consultants. je fais une résection du coude et l'aspect de la région ainsi mise à nue est vraiment déconcertant. Après avoir ouvert le coude, je trouve toute la surface olécrânienne érodée par le mal et des fongosités remontent jusqu'au tiers inférieur de l'avant-bras, si bien que la région largement ouverte, on agite la question d'une opération radicale, c'est-à-dire d'une amputation.

Je me contentai de faire l'extirpation complète des fongosités, de réséquer économiquement les régions malades sans pénétrer profondément dans l'os, qui me paraissait intact, puis je reconstituai la région. Pansement simple, reprise du traitement par les injections sous-cutanées d'huile grise et l'iodure. Guérison en trois mois.

Actuellement, c'est-à-dire neuf ans après. cette femme est très bien portante. Elle a la plus grande amplitude des mouvements du bras, extension et flexion : seules l'extension et la flexion forcées ne peuvent s'exécuter, mais c'est une pianiste émérite qui n'a rien perdu de sa virtuosité.

Aucun des médecins n'a pu constater la date d'apparition de cette syphilis ni ses symptômes secondaires. mais le plus jeune des fils de la malade présente des lésions dentaires qui ont été considérées et traitées comme spécifiques.

d) *L'amputation* ne doit être proposée qu'à la dernière extrémité, c'est-à-dire quand la vie du malade est directement en danger du fait de son arthropathie. Ces cas sont, nous le croyons, d'une extrême rareté. Cette intervention pourtant peut être proposée dans les cas où une gomme osseuse voisine de l'articulation a contribué à produire une fracture compliquée et que pour une raison quelconque le foyer de fracture s'infecte secondairement.

CONCLUSIONS

I. — La syphilis à elle seule et pour son propre compte peut
affecter les différentes parties qui constituent les articulations
et donner lieu à des arthropathies dites syphilitiques.

II. — Ces localisations articulaires de la syphilis sont caractérisées par des lésions qui rappellent par leur aspect et leur
évolution les lésions que la syphilis a l'habitude de déterminer
sur les autres organes et légitiment ainsi le titre de ce
travail : Syphilis articulaire ou arthro-syphilis.

III. — Ces lésions, vérifiées par un certain nombre d'autopsies, donnent lieu à un ensemble de symptômes qui varient
suivant l'âge de la maladie et qui nécessitent leur division en
plusieurs types ou variétés.

IV. — De ces différentes variétés, les unes, celles de la
période dite secondaire sont particulières à la S. A., les autres
celles de la période tertiaire sont communes à la S. A. et à
la S. H., sauf la variété déformante qui est spéciale à la S. H.

V. — Toutes ces manifestations articulaires sont favorable
ment influencées par le traitement antisyphilitique.

VI. — Il est donc de toute nécessité de savoir distinguer
les manifestations articulaires de la syphilis des manifestations
articulaires d'autre nature, et en particulier de nature tuberculeuse, car nous possédons contre la syphilis des moyens
d'action très énergiques que nous ignorons encore pour la
tuberculose et que nous pouvons mettre en action pour le
plus grand bien des malades avec d'autant plus de chances de
succès que le diagnostic est fait d'une façon plus précoce.

BIBLIOGRAPHIE

ALBERTIN. — Province médicale, 20 octobre 1894.

APERT. — Syphilis héréditaire tardive. Péritonite chronique. Cirrhose atrophique du foie. Hypertrophie considérable de la rate. Lésions osseuses. Ostéo-arthropathies. Bulletin de la Soc. anatom., 15 novembre 1895, p. 643.

ASTRUC. — De morbis venereis. Libri novem. Paris, 1777.

BARDELEBEN. — Charité Annalen. Berlin, V., p. 514.

BAUMES. — Traité des maladies vénériennes.

BAUMLER. DUFFIN ET BARKLEY-HILL. — Bericht über die temperatur bei syphilis. Transactions of the clinical society. III, p. 170, 1870.

O. BERGER. — Berlin. Klin. Wochenschr. 13 juin 1873

BERGH. — Arch. fü Klin-Dermat. 1870, p. 223-234.

P. BEROALD — Aphrodisiacus sine de lue venerea. 1599.

CH. BOCH. — Quelques observations d'hydropisie des gaines tendineuses dans la syphilis secondaire. Thèse, Paris. 1872.

BOUILLY. — Comparaison des arthropathies rhumatismales, scrofuleuses et syphilitiques. Th. agrégation. Paris, 1878.

P. BOURCY. — Des manifestations articulaires dans les maladies infectieuses. Pseudo-rhumatismes infectieux. Th. Paris, 1883.

A. BOWLBY. — Cases illustrating syphilitic diseases of the joints. Saint-Barthelemy's hopital. Rep. XXVI, p. 83, 1891.

BROCHIN. — Quelques mots sur les tumeurs blanches syphilitiques. Gazette des Hôpitaux. 1854, n° 39.

CAYLA. — Deux observations d'arthropathie syphilitique secondaire. Annales de Derm et de Syph. n° VIII. 1887, p. 341.

CHABOUX. — Thèse, Paris, 1875.

CHEMINADE. — Arthrite syphilitique secondaire. Annales de Derm et de Syph. n° 10, 1887, p. 642.

    Arthrite syphilitique secondaire. Annales de Derm et de Syph. n° 7 1888, p. 466.

CHOMEL. — Leçons de clinique médicale. Rhumatisme et goutte, par Requin, Paris 1837.

ED. CHRÉTIEN. — Un cas d'Ostéo-arthropathie hypertrophiante chez une syphilitique. Revue de médecine, 1893, p. 326.

CLUTTON. — Symetrical synovitis of the knee in hereditary syphilis Lancet. 27 février 1886, p. 393.

J. DE CONINK. — Observation d'un cas de syphilis tertiaire terminée par la mort. Arthropathie du genou. Bulletin de la correspondance médicale de Gand. Février 1876.

CORNIL. — Leçons sur la syphilis. 1879.

E. COTTIN. — Arthrite syphilitique tertiaire. Guérison par IK. France médicale. Juillet 1879.

CROCQ. — Traité des tumeurs blanches des articulations. Bruxelles 1853,
p. 201.

DANJOU. — Les ostéo-arthropathies déformantes de la syphilis héréditaire.
Thèse, Paris, 1887.

DAULOS. — Arthrite syphilitique déformante. Annales de Derm et de Syph.
Novembre 1896.

DAUZATS. — Etude sur l'arthrite syphilitique. Thèse, Paris, 1875.

DAVASSE. — La syphilis, ses formes son unite. 1865, d. 314 et 346.

DEFONTAINE. — De la syphilis articulaire. Thèse, Paris, 1882.

DIDEROT. — Œuvres complètes. T. XXXV, p. 96.

DRESCHFELD. — Case of multiple syphilomata. Spontanéous fracture of clavi-
cula and of a rib. Méd. Times and Gaz. Vol. II, p. 283.

DUFFIN. — Transactions of thé clinical Society. 1869, II. p. 2.

DUNLOP. — Syphilitic synovitis in children Edinburgh médic Journ. Déc.1904,
p. 516.

DUPLAY. — Hydarthrose chonique syphilitique. Bull. méd. 1er octobre 1893.

DUREUIL. — Etude sur les pseudo-tumeurs blanches syphilitiques. Th. Paris,
1886.

ENGELSTED. — Klinisk Vejledning tel Diagnose of Behandling of veneriske syd
gomme. Kjœbenhavn. 1877, p. 284.

FABER. — Ein Fall von schwerer allgemeiner syphilis mit syphilitischer
Kniegelentzündung. Greifswald inaugu.. Dissert. 1887.

FALKSON.— Zûr Lehre von den luetischen Gelenkteiden. Berl Klin. Woch 1853
n° 25. p. 375.

FELTEN. — Pseudo mal de Pott syphilitique. Thèse Nancy. 1903

E. FINGER. — La syphilis et les maladies vénériennes. Traduction Doyon et
Spillmann. 1895.

    — Zûr Kenntniss der syphilitischen gelenks sehnen sehnenscheiden
ünd Schleimbeutelerkranküngen. Wien. méd. Woch 1884.

FOLINEA. — De l'hydarthrose dans la syphilis récente. Incurabili. 15 novembre 1889.

A. FOURNIER. — Leçons cliniques. 1876. 1882.

    — Syphilis de l'appareil locomoteur. 1873, p. 247.

    — Du pseudo-rhumatisme syphilitique de la période secondaire. Gaz.
des Hôp. 3 mars 1887. Tribune médicale 13 mars 1887.

    — Arthropathies tertiaires. La syphilis. Novembre 1903, p. 324.

A. FOURNIER ET CROUJON. — Synovites et arthropathies syphilitiques.
Annales de Derm et de Syph. Avril 1902. p. 266.

FOURNIER. — Ostéo-arthropathie symétique héréditaire. Annales de Derm. et
de Syph. 1900, p. 62.

E. FOURNIER. — Des stigmates de la syphilis héréditaire.

FOWLER. — Britis med. journ. 1888. p. 181.

FRACASTOR. — De morbis contagionis. Venise 1546.

GALBIATI. — Saggio ed osservazioni sulla cossalgia. Napoli. 1838.

GAUGOLPHE. — Contribution à l'étude des localisations articulaires de la
syphilis tertiaire. De l'osteo arthropathie syphilitique. Annales de
Derm et de Syph. 1885, n° 8 et 9, p. 449.

    — Société anatomique. 17 avril 1885.

E. GAUCHER. — La France médicale. 1879. 23 juin, p. 469.

GAUCHER GASTOU ET BABONNEIX. — Un cas de périostite gommeuse du
coude droit. Annales de Derm et de Syph. 1903, p. 324.

TABLE DES MATIÈRES